DIE TUBERKULOSE UND IHRE GRENZGEBIETE IN EINZELDARSTELLUNGEN

BEIHEFTE ZU DEN BEITRÄGEN ZUR KLINIK DER TUBERKULOSE UND SPEZIFISCHEN TUBERKULOSEFORSCHUNG

HERAUSGEGEBEN VON

H. WURM-WIESBADEN UND E. GAUBATZ-HEIDELBERG

BAND 13

DIE TUBERKELBAKTERIURIE UND DAS INITIALSTADIUM DER CHRONISCHEN NIERENTUBERKULOSE

EXPERIMENTELLE UND HISTOPATHOLOGISCHE UNTERSUCHUNGEN

VON

ADALBERT JANSEN

DOZENT DR. MED. HABIL., EHEM. OBERARZT AM PATHOLOGISCHEN INSTITUT DER MEDIZINISCHEN AKADEMIE DRESDEN

MIT EINEM GELEITWORT VON

PROF. DR. C. E. ALKEN

MIT 25 ABBILDUNGEN IM TEXT

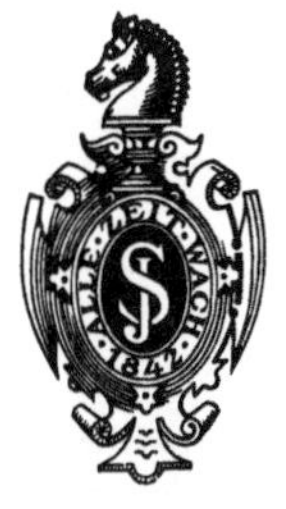

SPRINGER-VERLAG

BERLIN · GÖTTINGEN · HEIDELBERG

1962

Adresse des Verfassers:

Pathologisch-anatomische Abteilung beim Bakteriologischen Institut
Bad Reichenhall (Städt. Krankenhaus)

ISBN 978-3-540-02913-7   ISBN 978-3-642-86385-1 (eBook)
DOI 10.1007/978-3-642-86385-1

MEINEM VATER

Geleitwort

Für die Klinik der Urogenital-Tuberkulose ist die Frage der Tuberkelbakteriurie ein Kardinalproblem. Von ihrer Interpretation hängt es ab, ob das Indi-
viduum, das Tuberkelbacillen ausscheidet, an einer behandlungsbedürftigen
Nierentuberkulose erkrankt, urologischer Patient ist, oder ob die Ausscheidung
als harmloses Symptom eines extrarenalen, tuberkulösen Herdes gewertet wird.
Sowohl nach klinischen als auch nach sozialhygienischen Gesichtspunkten ist
diese Entscheidung von einer so weittragenden Bedeutung, daß eine eingehende
Diskussion durchaus notwendig erscheint, dies um so mehr, da einzelne Kliniker
und Pathologen noch in jüngerer Zeit die Tuberkelbakteriurie durch die gesunde,
intakte Niere als gesichert ansehen. Aus der gegenteiligen Auffassung ergeben
sich Meldepflicht und die Notwendigkeit einer unter Umständen mehrjährigen
Behandlung und Überwachung.

Wenn sich die vorliegende Monographie auch auf tierexperimentellen Untersuchungen aufbaut, so kann man sie doch als einen Schlußstrich unter die bis-
herige Diskussion ansehen, da die sehr breit angelegte Versuchsanordnung eine
zwingende Beweisführung gegen die Tuberkelbakteriurie ergibt. Sie kann jedem
Spezialisten, der sich wissenschaftlich oder klinisch mit den Problemen der Urogenitaltuberkulose beschäftigt, empfohlen werden.

C. E. ALKEN

Inhaltsverzeichnis

I. Einleitung

Für den Arzt, den praktisch tätigen sowie den forschenden, ist die tuberkulöse Erkrankung des Menschen seit jeher eines der interessantesten Gebiete gewesen, da gerade hier mannigfaltige und für die Volksgesundheit entscheidende Aufgaben und Probleme zu lösen waren.

Als VILLEMIN (1865) das Dunkel über das Wesen der Tuberkulose insofern lichtete, als er die damalige Anschauung einer chronischen unheilbaren Ernährungsstörung durch den Beweis der Übertragbarkeit der Tuberkulose ad absurdum führte und ROBERT KOCH 1882 den Erreger dieser Erkrankung fand, tauchten eigentlich erst die zahlreichen Fragestellungen auf, mit denen sich ein Heer von Forschern in den letzten 7 Jahrzehnten befaßt hat. Unter den ungeheuer vielen Fragen allgemeiner Art galt dies sowohl für den generalisierten Befall des Organismus als auch für die einzelne „isolierte Organtuberkulose". Während in der Forschung verständlicherweise die Lungentuberkulose von Anfang an einen sehr breiten Raum einnahm, haben die Kenntnisse über die Nierentuberkulose erst in den letzten Jahrzehnten ein wirklich breites Ausmaß bekommen, und noch heute gibt es zahlreiche Probleme auf diesem Gebiet, die der Lösung harren.

Nachdem die Tuberkulose als Infektionskrankheit erkannt und ihr Erreger bekannt war, mußte man sich auch bei der Nierentuberkulose über den Infektionsweg klarzuwerden versuchen. Jahrzehntelang ging der Streit der Meinungen über den hämatogenen, lymphogenen und ascendierenden Infektionsmodus hin und her. In den letzten Jahren aber hat sich auf Grund jahrzehntelanger Erfahrungen und moderner Forschungen die Erkenntnis durchgesetzt, daß pathogenetisch nur noch die hämatogene Ausbreitungsweise den eigentlichen Weg darstellt. Lymphogener und urogener Weg werden heute allgemein abgelehnt.

Bei der hämatogenen Propagation können die Tuberkelbakterien in die einzelnen Organe gelangen, ohne aber, wie wir seit den Arbeiten LIEBERMEISTERs und HUEBSCHMANNs wissen, unbedingt tuberkulöse Herde setzen zu müssen. Bei entsprechender allergischer Situation kann eine spezifische Herdbildung unterbleiben. Eine weitere Frage hinsichtlich des Schicksals der Tuberkelbakterien in den Nieren ist die, ob die Keime vom Nierengewebe ausgeschieden werden können, ohne daß eine Herdbildung erfolgt, oder anders ausgedrückt: Ist eine Tuberkelbakteriurie ohne tuberkulöse Erkrankung der Niere möglich? Hier handelt es sich um ein Problem, das in den letzten Jahrzehnten in dauerndem Auf und Ab, wechselnd im bejahenden wie verneinenden Sinn, bearbeitet und bis heute noch keiner restlosen Klärung zugeführt wurde.

Das Auftreten von Tuberkelbakterien im Urin eines Patienten aber ist eine alarmierende Erscheinung, vor allem dann, wenn auch Kultur und Tierversuch positiv ausfallen. Das galt früher vor der Ära der Tuberculostatica mit aller Konsequenz, das gilt heute um so mehr, da uns erfolgreiche Medikamente zur Verfügung stehen. Denn setzt man dem Auftreten der Tuberkelbakterien im Urin tuberkulöse Herde in den Nieren voraus, dann ist die Tuberkelbakteriurie die wesentlichste Stütze der Frühdiagnose der Nierentuberkulose. Die entscheidende Bedeutung dieses Problems mag am besten in einer Formulierung LJUNGRENs (1956) zum Ausdruck kommen, in der er der Ansicht ist, daß die Notwendigkeit der Frühdiagnose der Nierentuberkulose niemals dringender als heute gewesen ist. Wenn früher die Sorge um die Frühdiagnose von dem Wunsch bestimmt wurde, so schnell wie möglich eine Nephrektomie durchzuführen, so sei heute diese Sorge von dem Wunsch getragen, so schnell wie möglich mit der medikamentösen Therapie zu beginnen, um dem Kranken eine Nephrektomie zu ersparen.

Damit ist das Problem der Tuberkelbakteriurie erneut wieder in den Brennpunkt des Fragenkomplexes um die Urogenitaltuberkulose gerückt.

Wir haben es uns daher zum Ziel gesetzt, auf experimentellem Wege mit Hilfe zahlreicher Versuchstiere und anschließenden genauesten histologischen Studien einen Beitrag zur endgültigen Klärung des Problems der Tuberkelbakteriurie zu leisten*.

II. Literaturübersicht

Es ist durchaus verständlich, daß diese Frage immer wieder die einzelnen Autoren bewegt hat. Das Problem als solches betrifft ja nicht nur die Tuberkelbakterien, sondern auch andere Keime, wie z.B. Staphylokokken, Streptokokken, Coli- und Typhusbacillen usw. Dabei handelt es sich, eine Bacillämie vorausgesetzt, immer um die Kardinalfrage der Ausscheidung der Keime durch besondere Organe und ihre Folgen nicht nur für den Kranken selbst und seine Umgebung, sondern auch für die gefährdeten wirtschaftlichen Belange innerhalb der Bevölkerung. Im weiteren Verlaufe unserer Ausführungen werden wir noch auf diese die verschiedensten Keime betreffenden Verhältnisse kurz zurückkommen müssen, doch interessiert uns zur Hauptsache nur der in diesem Rahmen entstandene Fragenkomplex um das Mycobacterium tuberculosis.

Seitdem FOULERTON und HILLIER im Jahre 1901 ihren Beitrag „On the urine in tuberculous infektion" veröffentlichten und erstmalig die Frage der Tuberkelbakteriurie bei nichttuberkulöser Niere behandelten, sind zahlreiche Arbeiten zu diesem Thema erschienen, die aber zum größten Teil einer strengen wissenschaftlichen Kritik nicht standhalten. Bei der großen Bedeutung des Problems sind strenge Maßstäbe unerläßlich. Die Beantwortung der Frage besitzt nicht nur großes theoretisches Interesse, sondern ungleich größer ist ihre Bedeutung für die Diagnosestellung, die Zukunft des Patienten und für seine Umgebung. Wie oben bereits angedeutet, wäre auch die Tatsache der Ausscheidung von pathogenen Keimen durch gesunde Organe von außerordentlichem Wert auf sozialhygienischem Gebiet.

Bevor wir zum besseren Verständnis unseres Vorhabens und zur besseren Beleuchtung der gesamten Problemstellung auf die wichtigsten Arbeiten näher eingehen, müssen bestimmte Gesichtspunkte und Bedingungen, die bei der

---

* Die Untersuchungen wurden im Pathologischen Institut der Medizinischen Akademie „Carl Gustav Carus" Dresden (Direktor: Prof. Dr. med. habil. H. G. GÜTTNER) durchgeführt, dem hierfür die notwendigen Forschungsmittel von der Regierung zur Verfügung gestellt wurden.

Bearbeitung des Problems der Tuberkelbakteriurie unbedingt Beachtung finden
müssen, vorangestellt werden.

Wenn bei einer bekannten chronischen ulcerös-kavernösen Nierentuberkulose
Tuberkelbakterien im Harn erscheinen, so ist das für den Kliniker aus naheliegenden Gründen kein ungewöhnlicher Befund. Wenn aber von der klassischen
Symptomentrias für chronische Nierentuberkulose, nämlich Pyurie, Tuberkelbakteriurie und Functio laesa, nur die Tuberkelbakteriurie, allenfalls noch ein
geringer Sedimentbefund zu konstatieren ist, z.B. bei einem Patienten mit extrarenaler Tuberkulose, dann ist dieser Befund kein gewöhnlicher. Der verant-
wortungsbewußte Kliniker fragt sich, ob hier als Folge der extrarenalen Tuberkulose, z.B. Lungentuberkulose, auf hämatogenem Wege eine Nierentuberkulose
entstanden ist oder ob die gesunde Niere auf dem Blutweg transportierte Tuberkelbakterien nur ausscheidet. Damit sind wir bei dem Begriff der echten
Tuberkelbakteriurie angelangt. Die Definition dieses Begriffes umfaßt dabei drei
Möglichkeiten. Es können Tuberkelbakterien beim Patienten mit extrarenaler
Tuberkulose

1. durch eine völlig intakte, gesunde Niere,
2. durch eine geschädigte, aber nicht tuberkulöse Niere,
3. durch eine Niere mit tuberkulöser Nephritis hindurchtreten.

Die unter 1. genannte Möglichkeit sagt ganz klar und eindeutig aus, daß es
sich um eine völlig intakte und gesunde Niere handeln muß. Um diese Fest-
stellung treffen zu können, müssen genaueste Untersuchungen vorausgehen, und
zwar unter Anwendung der modernen urologischen Untersuchungsmethoden,
exakter Befundbearbeitung des Sedimentes mit Nachweis der Tuberkelbakterien,
nicht nur im Ausstrich, sondern auch durch Kultur und Tierversuch. Die Her-
kunft der Tuberkelbakterien aus einer der beiden Nieren muß gesichert sein, es
muß also auch die Bakterienzufuhr aus den männlichen Genitalien ausgeschlossen
werden können. Schließlich ist die Durchführung von Funktionsprüfungen nicht
zu vergessen. Unseres Wissens aber gibt es bis heute noch keine Funktionsprobe,
die auch kleinste Läsionen in der Niere mit Sicherheit anzeigt. So wird man vor
allem die genaue anatomische und histologische Untersuchung des Organs fordern
müssen, unter Umständen auch im Serienschnittverfahren. Zu Lebzeiten des
Patienten bzw. vor der Operation wird also diese Frage mit absoluter Sicherheit
niemals entschieden werden können. Wir werden aber sehen, daß häufig diese
Bedingungen völlig vernachlässigt wurden. Selbstverständlich gelten die gefor-
derten Untersuchungsbedingungen auch für die unter 2. und 3. genannten Möglichkeiten. Dabei bedarf der Begriff der sog. tuberkulösen Nephritis einiger
erklärender Ausführungen.

Schon LANDOUZY und PONCET hatten gefunden, daß die Tuberkelbakterien
außer spezifischen Herden auch unspezifische entzündliche Veränderungen verursachen, die ausgesprochene Neigung zur Schrumpfung aufweisen. Sie enthalten
meist nur wenige Tuberkelbakterien. FEDOROW hat 1923 fünf solcher Fälle
beschrieben. In den Nieren wurden von den Pathologen immer nur die erwähnten
unspezifischen Veränderungen gefunden. FEDOROW gab auch weitere gleich-
gelagerte Fälle anderer Autoren an (D'ARRIGO, HEYN, JOUSSET, CEELEN, SCHÖN-
BERG).

Folgerichtig vertrat FEDOROW den Standpunkt, daß der Begriff der Tuberkulose das Vorkommen spezifischer tuberkulöser Herde voraussetze und schlug deshalb die Bezeichnung „Nephrocirrhosis Kochobacillaris" vor. Neben weiteren Vorschlägen anderer Autoren zwecks Änderung der Bezeichnung „Nephritis tuberculosa" konnte sich auch der Vorschlag FEDOROWs nicht durchsetzen, da die Benennung „Nephritis tuberculosa" sich viel zu sehr eingebürgert hatte.

Das wesentliche Kriterium, das den Begriff der Nephritis tuberculosa ausmacht, ist bei Gegenwart von Tuberkelbakterien in unspezifischen Herden das Fehlen tuberkulöser Läsionen. Die Nephritis tuberculosa wird heute allgemein in den Formenkreis der chronischen Nierentuberkulose einbezogen. Damit würde sie für die Fragestellung der echten Tuberkelbakteriurie in Wegfall kommen. So berücksichtigen MAASSEN und SCHÜRMANN diese dritte Möglichkeit der Tuberkelbakteriurie bewußt nicht mehr. Da aber auch diese Form der tuberkulösen Nierenveränderungen ihre Anfangsherde, die ebenfalls unspezifischer Natur sein müssen, hat, sind wir nicht der Meinung, daß sie ohne weiteres für unsere Überlegungen und Untersuchungen ausgeschaltet werden darf. Wir sind vielmehr der Ansicht — und deren Fundamentierung soll Aufgabe einer weiteren experimentellen Arbeit sein —, daß viele Herde unspezifischer Natur bei der Nierentuberkulose morphologisch den Gewebsveränderungen der Nephritis tuberculosa gleichzusetzen sind und es wahrscheinlich nur eine Frage der Virulenz der Erreger, der Resistenz des Patienten und der Allergielage des Betreffenden ist, ob eine Nephritis tuberculosa oder, wie in der überwiegenden Zahl der Fälle, eine übliche Nierentuberkulose resultiert. In diesem Zusammenhang erinnern wir daran, daß schon oft Kliniker, wie z.B. SIMONS, WERBOFF und CRONSFELD, die außerordentliche Schwierigkeit der Differentialdiagnose zwischen der Nephritis tuberculosa und der sog. Frühform der Nierentuberkulose hervorhoben.

Dieser notwendigen Klärung und Definition der Begriffe sollen die wichtigsten klinischen und experimentellen Arbeiten, die das Problem der Tuberkelbakteriurie behandeln, besprochen werden, wobei natürlicherweise zwei Gruppen von Autoren entstehen. Solche, die die Tuberkelbakteriurie bejahen, und solche, die sie verneinen.

Wie oben schon angedeutet, waren es FOULERTON und HILLIER im Jahre 1901, die erstmalig die Frage der Tuberkelbakteriurie im Schrifttum aufwarfen. Sie berichteten über 25 Kranke in schon fortgeschrittenem Stadium einer Lungentuberkulose. Bei allen wurde im Urin nach Tuberkelbakterien gefahndet. Bei sechs Patienten fand aber nur eine chemische und mikroskopische Untersuchung des Urins statt, so daß diese nach den oben gestellten Bedingungen für eine weitere Beurteilung nicht in Frage kommen können. Bei den übrigen 19 Kranken wurden Tierversuche durchgeführt. Einer dieser Patienten starb; pathologisch-anatomisch wurde hier eine Nierentuberkulose festgestellt, so daß auch dieser Fall ausscheidet. Von den verbliebenen 18 Fällen, die nach urologischer Untersuchung frei von Tuberkulose des Harntraktes waren, waren neun im Tierversuch positiv. Sechs starben an ihrer Lungentuberkulose und wurden seziert. Drei mußten nach Hause entlassen werden und entzogen sich so einer evtl. späteren pathologisch-anatomischen Untersuchung.

Der pathologisch-anatomische Befund des Urogenitalsystems der erwähnten sechs Fälle ist äußerst spärlich und lautet lakonisch: „no evidence of tuberculosis of the urinary tract" oder „no tuberculosis of the urinary tract". Die Verfasser kommen zu der Ansicht, daß eine Bacillämie sich durch das Auftreten von Tuberkelbakterien im Urin manifestiert und viel häufiger ist, als man gemeinhin annimmt. Nach ihrer Meinung können Tuberkelbakterien durch die Niere ausgeschieden werden, ohne daß dabei eine tuberkulöse Erkrankung entsteht.

Diese Publikation ist von den Verfechtern der Tuberkelbakteriurie immer wieder angeführt worden. Wir müssen ihr jedoch wirkliche Beweiskraft absprechen. Von einer histologischen Untersuchung ist keine Rede. Eine nur makroskopische Untersuchung aber kann keineswegs genügen. Außerdem fehlt, wie das schon DIMTZA und KARTAL hervorgehoben haben, jegliche Erwähnung des Zustandes der Genitalorgane, da ja hier sechs Patienten Männer waren. Immerhin kann die Möglichkeit der Zufuhr von Tuberkelbakterien aus den Genitalorganen des Mannes nicht außer acht gelassen werden.

1902 berichten FOURNIER und BEAUFUMÉ über 15 Fälle akuter Tuberkulose mit Tuberkelbacillurie ohne spezifische Veränderungen der Niere.

Auch BAZY (1903), SALUS (1903) und KÜSTER (1904), BERNARD und SALOMON (1904), JOUSSET (1904) und ROLLY (1907) teilen Fälle mit, die eine Tuberkelbakteriurie beweisen sollen. Doch haften diesen Mitteilungen und Arbeiten entscheidende methodische Fehler an, wodurch keiner der Berichte Beweiskraft erlangt. Wir greifen dabei nur den von KÜSTER heraus. Hierbei handelte es sich um einen Fall, bei dem nur vorübergehend Tuberkelbakterien aufgetreten waren. Angaben über die Art des Nachweises der Tuberkelbakterien fehlen jedoch. Heute mutet es uns merkwürdig an, wenn das Fehlen einer Nierentuberkulose durch eine Probeexcision aus beiden Nieren bewiesen werden soll. Die histologische Untersuchung des gewonnenen Materials hatte nur „interstitielle Prozesse" ergeben.

Ähnliche Mängel weisen Berichte auf von BEARDSLEY (1909) (nur Nachweis der Tuberkelbakterien im Sedimentausstrich), LÜDKE und STURM (1911) (keine Angaben über urologische Untersuchungen bzw. Operation, keine Sektionsbefunde), DELLINGER, BARNEY und YOUNG (1911) (nach den Autoren reine exkretorische Bacillurie bei Lungentuberkulose, keine Autopsie), RITTER und STURM (1913) (keine Sektionsbefunde).

Eine sehr wichtige und wegen des sachlich kritischen Vorgehens des Verfassers wertvolle Arbeit erscheint 1912 von KIELLEUTHNER. Er ist der Meinung, daß nicht experimentelle, sondern vielmehr klinische Untersuchungen imstande sind, „Klarheit über die Fragen zu gewinnen, ob Tuberkelbakterien eine Niere passieren können, ohne spezifische destruierende Befunde zu verursachen". KIELLEUTHNER untersuchte zwei Gruppen von Männern mit schwerer Lungentuberkulose. Zu der ersten Reihe gehörten 19 Männer ohne irgendeinen Verdacht auf Urogenitaltuberkulose mit einem Urin „frei von Eiweiß und Formelementen". Agonale Fälle und solche mit Fieber oder miliarer Aussaat wurden nicht verwendet. Mit dem Harnsediment wurden z.T. wiederholt Tierversuche angestellt. Verwertet wurden nur die Fälle, deren Sektion durchgeführt werden konnte. Es waren 13. Bei diesen waren sämtliche Tierversuche negativ. Die Sektion ergab keine Urogenitaltuberkulose. Histologisch fanden sich nur für das Problem belanglose Befunde, „die man post mortem regelmäßig findet". Die zweite Gruppe, für die dieselben Vorbedingungen galten wie für die erste, umfaßte 18 Fälle, deren Urin

Eiweiß enthielt. Elf Fälle konnten obduziert werden, von sieben war dreimal der Tierversuch positiv. „Die genaueste makroskopische und mikroskopische Untersuchung konnte in keinem der drei Fälle auch nur eine Spur von Tuberkulose im Harn- und Geschlechtsapparat nachweisen." Histologisch boten die Nieren aber eine Reihe unspezifischer Veränderungen, z.B. beim ersten Fall: „Ziemliche Alterationen an den Gefäßen, dem interstitiellen Bindegewebe, in den Glomeruli und den Epithelien der Harnkanälchen." Es ist weiter die Rede von kleinzelligen Infiltrationsherden in der Rindensubstanz. Es wird ganz besonders hervorgehoben, daß „auf keinem der zahlreichen Schnitte, die von beiden Nieren entnommen wurden, sich wirkliche tuberkulöse Prozesse, Riesenzellen usw. oder destruierende Prozesse fanden". Ähnlich waren die Veränderungen beim zweiten und dritten Fall.

Der Verfasser steht auf dem Standpunkt, daß durch die anatomisch unveränderte Niere der Tuberkelbacillus nicht dringt, eine Ausscheidung aber bei einer Schädigung der Niere, wie sie durch Eiweißausscheidung klinisch sich kennzeichnet, stattfinden kann. Zur Annahme eines destruktiven tuberkulösen Prozesses gehöre aber unbedingt der Nachweis von Leuko- und Erythrocyten. KIELLEUTHNER kommt zu dem Schluß, daß Tuberkelbakterien bei geringer Schädigung der Niere hindurchtreten können, ohne daß spezifische Herde vorliegen.

Diese im Gegensatz zu anderen Autoren auf sehr gründlichen Untersuchungen fußende Publikation wurde auch von WILDBOLZ (1913) anerkannt, dem die Untersuchungsergebnisse KIELLEUTHNERs damals als Beweis galten, „daß ausnahmsweise eine Durchwanderung von Tuberkelbacillen durch die Nieren stattfinden kann, ohne daß in der betreffenden Niere speziell tuberkulöse oder auch nur sonstwie erhebliche Entzündungserscheinungen auftreten". Trotz dieser damaligen Meinung eines der besten Kenner auf dem Gebiet der Urogenitaltuberkulose ist die volle Gültigkeit der histologischen Untersuchungen in der Arbeit KIELLEUTHNERs abzulehnen. Zahlreiche Schnitte aus einer Niere können zwar den Befund bestimmter unspezifischer Veränderungen ergeben, ein exakter Ausschluß von tuberkulösen Prozessen, die ja sehr klein sein können, ist nur mit Hilfe des Serienschnittverfahrens möglich.

Später (1939) berichtet WILDBOLZ selbst über einen Fall, der diese Ansicht vollauf bestätigt, auf den wir aber im Rahmen dieser Literaturübersicht an anderer Stelle noch zurückkommen müssen.

In den darauffolgenden Jahren nach 1913 erschienen laufend Arbeiten, die eine Tuberkelbakteriurie befürworten bzw. beweisen sollen. Genannt seien die von STURM (1913), WALKER (1913), RIST et LÉON KINDBERG (1914), BROWN (1915), PEDERSON (1917), HUMBERT (1917), ZONDEK (1920), GRAEBKE (1921), BAETZNER (1921), ROST (1921), MOON (1921), BARTH (1923), JOSEPH (1925), ZIMMERMANN (1926), RIHMER (1928), FRANGENHEIM-WEHNER (1927), FAIN (1928), RENTON (1928).

Sie alle aber halten einer sachlichen Kritik nicht stand. Verschiedentlich sind die Genitalorgane überhaupt nicht erwähnt, oder es fehlen histologische Untersuchungen. In anderen Fällen wurde nur die völlig unzulängliche histologische Untersuchung einer Probeexcision aus der Niere durchgeführt. Einige Autoren beziehen sich in ihren Ausführungen lediglich auf die Beobachtungen anderer Verfasser, ohne über eigene Erfahrungen berichten zu können.

1928 erscheint die „Pathologische Anatomie der Tuberkulose" von HUEBSCH-MANN. In dem Kapitel über die Niere schreibt HUEBSCHMANN: „Allerdings möchte ich gleich hier betonen, daß die Ausscheidung von Tuberkelbacillen durch die Niere nicht gleichbedeutend mit ihrer Infektion ist. Ich kenne eine ganze Anzahl von Fällen, denen eine Niere wegen Tuberkelbacillengehaltes ihres Harns vom Chirurgen herausgenommen wurde, das Organ jedoch bei genauester Untersuchung keinen auch nur einzigen tuberkuloseverdächtigen Herd zeigte. Ich muß mich auf Grund solcher Erfahrungen der Meinung derjenigen Autoren anschließen, die eine Ausscheidung von Tuberkelbacillen durch die intakte Niere zulassen. Nach unseren heutigen Anschauungen über die Allergie- bzw. Immunitätsverhältnisse bei der Tuberkulose ist diese Ausscheidung ohne Erkrankung auch durchaus verständlich. Haben wir z.B. infolge einer Lungentuberkulose jene Allergieverhältnisse, die einer Durchimmunisierung des gesamten Körpers entsprechen, so daß trotz Bacillämie in anderen Organen keine tuberkulösen Herde auftreten, so ist es nicht zu verwundern, daß die Tuberkelbacillen auch einmal, insbesondere in dem Bereich der Glomeruli, in den Harn gelangen, ohne irgendeine Spur zu hinterlassen."

Auch HUEBSCHMANN berichtet hier nichts über den Zustand der Genitalorgane. Auch die Erwähnung der „genauesten Untersuchung" vermag hinsichtlich einer evtl. notwendigen Serienschnitt-Durchmusterung der in Frage kommenden Nieren nicht zu befriedigen. Nach den überzeugenden Untersuchungen LIEBERMEISTERs und HUEBSCHMANNs selbst ist es uns durchaus einleuchtend, daß bei entsprechender Allergielage und bestehender Bacillämie die übrigen Organe Lungentuberkulöser keine spezifischen Herde zu zeigen brauchen. Sie *beherbergen* lediglich die Bakterien. Es ist dagegen nicht einleuchtend, warum eine gesunde Niere in dieser Situation diese Keime, die im Glomerulus eine dreifache Sperrschicht durchbrechen müßten, ausscheiden sollte.

In der Neuauflage seines Buches (1955) vertritt HUEBSCHMANN ebenfalls den Standpunkt, daß Tuberkelbakterien intakte, gesunde Nieren durchaus passieren können, doch werden wir auf diese Ausführungen noch zurückkommen müssen.

In den Jahren von 1929—1933 erscheint von DEIST eine Reihe von Publikationen, die sich mit dem Thema der Bacillämie und Bacillurie befassen. Vor allem stellt DEIST noch einmal die Lehre von der Allgemeininfektion des Organismus in den Vordergrund. Dabei erhebt sich die Frage der Beteiligung anderer Organe bei der Lungentuberkulose, also auch der Niere. Alle Beobachter sind sich darüber klar, daß bei Lungentuberkulose infolge der entstehenden Abbauprodukte die Niere als Ausscheidungsorgan schwer belastet und geschädigt wird. Die Skala der Schädigungen bewegt sich dabei von leichten Funktionsstörungen ohne pathologischen Harnbefund bis zur ausgeprägten mit Tuberkelbacillurie einhergehenden tuberkulösen Nephritis. DEIST geht weiter und ist der Überzeugung, daß Übergänge von dieser chronischen durch Tuberkelbakterien verursachten Nephritis zur klassisch histologisch alle Kriterien bietenden Nierentuberkulose vorkommen. Leider werden die angeführten Fälle den oben gestellten Bedingungen nicht gerecht. Es handelt sich zum Teil um Berichte über noch lebende Patientinnen, wo also Obduktionsbefunde fehlen. Auch Untersuchungsbefunde von Organpräparaten stehen nicht zur Verfügung. Wenn Obduktionen durchgeführt werden konnten, genügen die histologischen Untersuchungen nicht den schon mehrfach erhobenen Forderungen. Während man der Ansicht DEISTs — in verschiedenen Arbeiten zum Ausdruck gebracht — über die unspezifische Schädigung der Nieren bei extrarenaler Tuberkulose und damit verbundener Bakteriurie nicht unbedingt widersprechen kann, zieht er in einer weiteren Publikation [Z. Tuberk. 64 (1932)], auf die wir noch zurückkommen werden, auf Grund angestellter Tierversuche den Schluß, daß „an der Tatsache der Durchlässigkeit der Niere für Tuberkelbacillen *ohne örtliche Erkrankung* der Niere bei extrarenaler Tuberkulose nicht länger gezweifelt werden kann". Wir folgern daraus, daß er nunmehr der Meinung war, daß die intakte, gesunde Niere Tuberkelbakterien durchläßt, wie das vorher schon von SAHLI, der auch von DEIST zitiert wird, zum Ausdruck gebracht worden war.

In demselben Zeitraum, in dem die Arbeiten von DEIST erschienen, nahmen JASIENSKI (1929), MILLUL (1929), RAMEL (1932), SPANIO (1932), EIKEN (1932), AVERSENG (1933), LÖTZ (1933), DE FAVENTO (1933) zur Frage der Tuberkelbakteriurie Stellung. Im wesentlichen kommen die Autoren zu dem Schluß, daß Tuberkelbakterien die Nieren passieren können, ohne Veränderungen zu setzen. Wie aber schon mehrfach bei anderen Arbeiten festgestellt, so befriedigen die angestellten Untersuchungen auch hier nicht. Beweise wurden nicht erbracht. In der Ramelschen Arbeit befremdet der Befund von zahlreichen säurefesten Stäbchen in direktem Ausstrich bei sonst normalem Harn, nach Tierversuchen soll es sich hier um Tuberkelbakterien gehandelt haben. Mit Ausnahme eines von sechs Fällen stehen Obduktionsbefunde nicht zur Verfügung. Nach dem kurzen Obduktionsbericht fand sich „außer einer gut verkalkten Hilusdrüse und einigen lymphocytären Infiltraten in der Leber nichts Pathologisches". Die Genitalien waren unverändert. Über die Nieren wird nur gesagt, daß sie makroskopisch und mikroskopisch vollkommen intakt gewesen seien. Wir stimmen mit manchen Beobachtern darin überein, daß ein Nachweis dieser Art keine volle Beweiskraft besitzt.

Wie sehr aber das Problem der Tuberkelbakteriurie immer wieder neue Untersucher beschäftigte und zu Veröffentlichungen anregte, geht aus den Mitteilungen hervor, die allein bis etwa 1940 erschienen. Davon im bejahenden Sinn die von BLUM (1934), SINZ (1935), DE BIASIO (1935), ILLYÉS (1936), BONINO (1936), TSCHIRNTSCH (1936), ÜBELHÖR (1936), SCHNEIDER (1937), FICK (1937), HEUSCH (1937), MACK (1938), DOSSOT (1938), VAN DER VUURST DE VRIES (1938), UTEAU (1940), SICKINGER (1940).

BLUM geht ganz allgemein von der Aufgabe der Niere aus, das Blut von abnormen Bestandteilen freizuhalten. Bei einer Bakteriämie müsse die normale Niere zunächst ihre Aufgabe in der Ausscheidung der Bakterien erfüllen. BLUM weist dabei auf die Bakteriurie bei Coliämie und Typhusinfektion hin und schließt die Infektion mit Tuberkulose in diesem Zusammenhang an. Er fährt dann fort: „Also auch bei normalen Nieren kommt es im Verlaufe der tuberkulösen Bacillämie zur tuberkulösen Bacillurie." Eigene Fälle zur Begründung werden nicht gebracht. Dasselbe gilt auch für SINZ, der die Tuberkelbakteriurie bejaht und sich dabei auf andere Autoren beruft. ILLYÉS läßt die Frage offen. TSCHIRNTSCH beruft sich auf einen Fall aus dem ungarischen urologischen Schrifttum des Jahres 1928.

Es handelt sich um eine geschlossene tuberkulöse Pyonephrose, wobei die andere intakte Niere Tuberkelbacillen durchließ. Nachdem die Nephrektomie durchgeführt worden war, wurde der Urin frei von Tuberkelbakterien. TSCHIRNTSCH erblickt in diesem Fall einen Beweis dafür, „daß die gesunde Niere Tuberkelbacillen hindurchfiltrieren kann". Dem kritischen Betrachter erscheint aber gerade das Vorgehen TSCHIRNTSCHS bei der Behandlung unseres Problems als eklatantes Beispiel dafür, mit welcher Leichtfertigkeit die zur Debatte stehende Fragestellung behandelt wurde. Die anderen genannten Autoren sind z.T. vorsichtiger bei der Definition ihres Standpunktes. Das Erscheinen von Tuberkelbakterien im Urin bei extrarenaler Tuberkulose ist für sie nicht gleichbedeutend mit Nierentuberkulose. Eine weitere klare Exponierung hinsichtlich der drei Möglichkeiten des Auftretens der Tuberkelbakteriurie wird vermißt. Hinzu kommen methodische Fehler, vor allem aber die häufig gänzlich fehlende histologische Untersuchung. Deshalb erscheint uns SCHLEUSSING in seiner Auffassung um so logischer, wenn er sagt, daß eine Tuberkelbacillen-Ausscheidung durch die intakte Niere noch nicht eindeutig bewiesen werden konnte. Er hält allerdings eine solche Ausscheidung als Seltenheit für möglich.

Während des Krieges wurde es im Schrifttum auch um die Fragestellung der Tuberkelbakteriurie stiller. 1943 erscheint noch eine Arbeit von ALBUQUERQUE, CAMPOS DA PAZ und F. MAGARO. Bei 30 Patienten mit Lungentuberkulose wurde viermal ein positiver Urinbefund erhoben, ohne daß pathologisch-anatomisch an den Nieren ein krankhafter Befund festgestellt werden konnte. Angaben über die histologische Untersuchung fehlen.

Im Schrifttum der letzten Jahre sind es vor allem BREU und HUEBSCHMANN, die zur Tuberkelbakteriurie im positiven Sinne Stellung nehmen. BREU vor allem befaßte sich mit dem Problem jahrzehntelang und faßte seine ausgedehnten Untersuchungen und seine Ansichten 1952 in einer Monographie zusammen. Seine Untersuchungen beziehen sich auf 23 Kranke mit offener Lungentuberkulose, die in den Jahren 1932—1937 in der Heilstätte Überruh behandelt und bei denen damals tierpathogene Tuberkelbakterien aus dem Harn gezüchtet wurden, ohne daß eine Urogenitaltuberkulose gefunden wurde. Vier Kranke starben in der Heilstätte und wurden obduziert. Pathologisch-anatomisch konnte makro- und mikroskopisch kein tuberkulöser Herd gefunden werden. BREU weist darauf hin, daß der Pathologe besonders genau und kritisch die Untersuchungen vorgenommen habe, da er auf ihre Bedeutung hingewiesen worden sei. Die mitgeteilten histologischen Befunde können jedoch in keiner Weise genügen. Nur in einem Fall wird erwähnt, daß die Nieren an den verschiedensten Stellen untersucht wurden (dritter Fall). Das Serienschnittverfahren wurde mit Bestimmtheit nicht angewandt. Ein völlig sicherer Ausschluß eines tuberkulösen Herdes in den zur Untersuchung gekommenen Nieren war daher nicht möglich. Über das Schicksal von 17 der übrigen 19 Kranken erhielt BREU später (bis zu 16 Jahren nach dem Nachweis der Bakterien im Urin) Auskunft. Bei keinem der Kranken, von denen 13 gestorben waren, war eine eindeutige Urogenitaltuberkulose aufgetreten. Allerdings sprach das Gesundheitsamt bei einem Fall von einer „toxischen Nephritis", bei einem weiteren bestand ein pathologischer Sedimentbefund. BREU folgert nun bei Berücksichtigung der klinischen Erfahrungen und Heranziehung des Schrifttums, daß bei der langen Zeitspanne zwischen Erscheinen der

Tuberkelbakterien im Harn und Tod bzw. entsprechende Auskunft über die Lebenden „vom klinischen Standpunkt aus nicht länger das Bestehen einer echten Tuberkelbacillurie abgestritten werden könne". Vorsichtigerweise sagt er „vom klinischen Standpunkt aus", denn er glaubt, doch gleich einräumen zu müssen, daß, pathologisch-anatomisch gesehen, in dem einen oder anderen Fall die beschriebenen corticalen Nierenherdchen als Ausdruck einer initialen Nierentuberkulose, die durch Sklerosierung abgeheilt sind, vorgelegen haben. Sonst aber steht er auf dem Standpunkt, daß bei der bei extrarenaler Tuberkulose bestehenden Allgemeinschädigung es zu einer toxischen Funktionsstörung der Niere kommen und dadurch die Ausscheidungsbakteriurie verständlich würde. STAEMMLER zieht im neuen Kaufmannschen Lehrbuch aus den Untersuchungen BREUs wie auch aus solchen von CIBERT (1946) den Schluß, daß eine Bacillurie ohne Pyurie keine Nierentuberkulose von chirurgischer Wertung darzustellen brauche. Dem können wir zwar zustimmen, doch ist damit das Problem der echten Tuberkelbakteriurie in keiner Weise gelöst. Wieweit und ob es zulässig und wertvoll ist, wie BREU von einer echten Tuberkelbakteriurie vom Standpunkt des Klinikers aus zu sprechen, wird noch Gegenstand von Erörterungen innerhalb der Diskussion der Ergebnisse unserer Arbeit sein müssen.

In geradezu apodiktischer Form bejaht HUEBSCHMANN (1955) das Hindurchtreten von Tuberkelbakterien durch die gesunde intakte Niere, also die reine Tuberkelbakteriurie. Indem er sich auf die Untersuchungen BREUs beruft, führt er eigene Untersuchungen an, die im Verlauf von 25 Jahren gemacht wurden. Er hat in diesem Zeitraum etwa 200 Nieren untersucht, die wegen der Diagnose „Nierentuberkulose" exstirpiert worden waren. Bei sechs bis acht Fällen „konnten trotz genauester Untersuchung zahlreicher Bezirke keine tuberkulösen Veränderungen festgestellt werden".

Dieser großen Gruppe der Verfechter der Tuberkelbakteriurie traten ebenfalls zahlreiche Autoren gegenüber, die sich der Tuberkelbakteriurie völlig ablehnend oder zum mindesten doch sehr reserviert verhalten. In den ersten Jahrzehnten des Jahrhunderts sind es nur relativ wenige Mitteilungen, die aber doch verschiedentlich auf beachtlich hohen Untersuchungszahlen fußen. Aus diesen Jahren wären zu nennen: KAPSAMMER (1907), NECKER (1921), MAROGNA (1921), JOSEPH und KLEIBER (1921), KÜMMELL (1923), SPITZER, WILLIAM und DENVER (1927), MORSE und BRAASCH (1927). KÜMMELL bezweifelt die Ausscheidung von Tuberkelbacillen durch gesunde oder nur leicht nephritisch veränderte Nieren ohne Herdbildung. Er hat sie nie beobachtet. In den ihm überwiesenen Fällen mit positivem Bacillenbefund handelte es sich jedesmal um eine kranke Niere. Auch SPITZER, WILLIAM und DENVER, die 103 Tierversuche mit dem Urin schwer Lungentuberkulöser durchführten, hatten nur dann einen positiven Ausfall zu verzeichnen, wenn eine Nieren- oder Genitaltuberkulose vorlag. Auch STÖCKLIN, der 300 Tierversuche anstellte, fand ebenso wie die vorgenannten Autoren bei positivem Ausfall immer einen Organherd. Er weist aber auf die Untersuchungen KIELLEUTHNERs hin. Er zieht deshalb die Tuberkelbakteriurie im Sinne der Arbeit KIELLEUTHNERs nicht in Zweifel, ist aber der Meinung, daß sie fast ausschließlich nur bei Schwerstlungentuberkulösen vorkomme. HARRIS wies 1929 mit dem routinemäßig wiederholt durchgeführten Meerschweinchen-Test nach, daß der Urin von knochen- und gelenktuberkulösen Kranken in einem hohen Prozentsatz

Tuberkelbakterien enthält, und zwar bei Erwachsenen 37%, bei Kindern 13,8%. In vielen Fällen fehlten die üblichen Symptome einer Nierentuberkulose bei Vorhandensein einer Tuberkelbakteriurie. HARRIS hält das Vorkommen von Tuberkelbakterien im Urin für ein sicheres Zeichen bestehender tuberkulöser Nierenveränderungen. Er kann sich jedoch nicht auf pathologisch-anatomische Befunde stützen, so daß seinen Untersuchungen bei kritischer Wertung die Überzeugungskraft fehlt. HARRIS beruft sich lediglich auf experimentelle Untersuchungen von HELMHOLZ, auf die wir noch zu sprechen kommen.

Bei an 136 Patienten RIEDERs (1931) 143mal angestellten Tierversuchen war der Urin 132mal negativ und 11mal positiv. Bei den letzteren konnte die Nierentuberkulose entweder durch Operation oder durch Sektion nachgewiesen werden. Es war also bei jedem tuberkelbacillenhaltigen Urin ein spezifischer Organherd in der Niere nachgewiesen worden. Trotzdem weist RIEDER aber zum Schluß auf die Untersuchungen KIELLEUTHNERs hin und schließt nicht grundsätzlich eine Tuberkelbacillurie aus.

In ähnlicher Weise hat MENTON (1932) bei 76 schwer Lungentuberkulösen den Urin auf Tuberkelbakterien untersucht. Es gelang nur in einem Fall, bei mehrfacher Untersuchung Tuberkelbakterien im Urin nachzuweisen. Über lange Zeit war dies das einzige Symptom, bis später weitere Symptome eine Nierentuberkulose wahrscheinlich machten.

Eine sehr sachliche und kritische Wertung des bis 1932 erschienenen Schrifttums geben 1932 DIMTZA und KARTAL. Sie kommen zu dem Schluß, ,,daß der letzte Beweis im pathologisch-anatomischen, aber auch im bakteriologischen Sinne nicht immer erbracht worden ist''. Sie kritisieren das häufige Fehlen der klinischen oder autoptischen Untersuchungen der Genitalien, ferner den nicht immer einwandfreien Nachweis der Tuberkelbakterien durch Tierversuch und Kultur. Sie weisen darauf hin, daß man nicht von einer Tuberkelbacillurie bei intakter oder geschädigter Niere sprechen könne, wenn man nicht anatomisch und histologisch untersucht habe. Sie fordern dazu auf, ,,Befunde über Bacillurie mit Vorsicht und nur nach allen Richtungen hin begründet mitzuteilen, da nur so Sicherheit und Klarheit über diese Frage gewonnen werden kann, nachdem die meisten auf diesem Gebiet liegenden Arbeiten abgelehnt werden müssen''.

Wir haben anhand einer Reihe von Arbeiten gesehen, daß dieser Aufforderung auch in der Folgezeit nicht immer Genüge getan wurde. Im gleichen Jahr berichtet nun DIMTZA mit SCHAFFHAUSER über 175 Kranke, die an extrarenaler Organtuberkulose litten. Der Urin wurde mit 900 Tierversuchen und 2000 Kulturen untersucht. In acht Fällen ergab sich ein positiver Urinbefund. In diesen Fällen aber wurde jedesmal auf Grund genauer klinischer Durchuntersuchung die Diagnose auf initiale chronische Nierentuberkulose gestellt und dann auch pathologisch-anatomisch und histologisch bestätigt. Es handelte sich dabei um kleine Papillenherde. Es konnte also durch diese große Zahl von Untersuchungen eine Tuberkelbakteriurie bei intakter gesunder Niere nicht bestätigt werden. Für die Autoren ist die Tuberkelbakteriurie ein Initialsymptom der chronischen käsigkavernösen Nierentuberkulose.

In den folgenden Jahren ist es vornehmlich das angelsächsische Schrifttum, das weitere Mitteilungen bringt, so von LIEBERTHAL und HUTH (1933), HENLINE

(1933), BAND (1935), BUCHER und FETTER (1935), WOODRUFF und BUMPUS (1935), sämtlich in ablehnendem Sinn.

LIEBERTHAL und HUTH sind überzeugt, daß das Auftreten von Tuberkelbakterien im Urin, selbst wenn Leukocyten und Funktionsstörungen fehlen, das Vorliegen eines tuberkulösen Herdes in der Niere anzeigen. Unspezifisch entzündliche Herde der Niere sollen nur in der Umgebung tuberkulöser Veränderungen vorkommen. Sie gründen ihre Meinung auf histologische Studien an 240 Nieren. In jedem Fall des Auftretens von Tuberkelbakterien im ausgeschiedenen Urin wurde in der zugehörigen Niere ein geschwüriger, käsiger, tuberkulöser Herd gefunden. Die Verfasser weisen, ähnlich wie DIMTZA und SCHAFFHAUSER, auf die Notwendigkeit vor allem der genauen Papillenuntersuchung hin.

BAND untersuchte autoptisch die Nieren von fünf Patienten, bei denen tuberkulöse Bakteriurie aufgetreten war. Makroskopisch konnte keine tuberkulöse Infektion nachgewiesen werden. Nierenanteile, die sich bei der histologischen Durchmusterung als suspekt auf Tuberkulose erwiesen hatten, wurden nach dem Serienschnittverfahren weiter aufgeteilt. In jedem der fünf Fälle wurden beiderseitig tuberkulöse Nierenveränderungen mikroskopischer Größe gefunden. Der Autor steht daher auf dem Standpunkt, daß das Vorkommen von Tuberkelbakterien im Ureterharn auf einen tuberkulösen Herd in der Niere hinweist.

In der Monographie von BREU wird dagegen über BAND folgendes berichtet: „BAND führt aus, daß die Niere eine ausgesprochene Immunität gegen hämatogene Infektion mit Tuberkelbacillen habe, vor allem deswegen, weil es sich um ein stark mit Blut gefülltes Organ handle und die Blutgefäße der Niere ein sehr großes Kaliber hätten. Die Tuberkelbacillen haben nach der Meinung des Autors selbst deshalb die Neigung, bei extrarenaler Tuberkulose die Nieren zu passieren." BREU bezieht sich bei dieser Mitteilung auf ein Referat von DEIST [Zbl. Tuberk.-Forsch. 43, 121 (1936)]. Dieser Teil des Deistschen Referates entspricht jedoch in keiner Weise dem in der Arbeit von BAND Ausgeführten. Die oben angegebene Meinung läßt sich bei BAND nicht finden.

BACANU (1936), der über klinische und einige experimentelle Untersuchungen berichtet, kommt zu der Ansicht, „daß der gesunde Nierenfilter für den Koch-Bacillus undurchgängig ist".

KALLÓS und KALLÓS-DEFFNER (1936) unterziehen die Publikationen über die Ausscheidung von Tuberkelbakterien durch gesunde Organe einer kritischen Betrachtung. Sie kommen zu dem Schluß, daß in keinem einzigen Fall ein Beweis vorliegt, wobei die Verfasser denselben Standpunkt auch für die Ausscheidung von Tuberkelbakterien durch nichttuberkulöse sonstwie kranke Organe einnehmen.

STUDER (1937) stellte 700 Tierversuche mit dem Urinsediment Tuberkulöser an. 615 waren negativ, 85 positiv. „Der Befund einer reinen Bacillurie konnte in keinem Fall erhoben werden."

CLAIRMONT und SCHAFFHAUSER (1938) nehmen eine kritische Stellung gegenüber der Bacillurie ein, da trotz vieler Mitteilungen über Tuberkelbacillurie schlüssige Beweise im bakteriologischen und pathologisch-anatomischen Sinne bei fast allen Arbeiten nicht erbracht worden wären. Sie berufen sich vor allem auf die vorangehenden Arbeiten von DIMTZA und SCHAFFHAUSER in ihrer Klinik.

Während WILDBOLZ (1913) (Handbuch der Urologie) auf Grund der Untersuchungen KIELLEUTHNERs der Meinung ist, daß hierdurch der vollgültige Beweis für das Vorkommen einer renalen tuberkulösen Bacillurie erbracht wurde, lehnt er sie 1939 auf Grund seiner Erfahrungen und der anderer Untersucher ab. Er fordert, daß eine tuberkulöse Bakteriurie aus nichttuberkulösen Nieren nur dann angenommen werden darf, wenn

1. die im Urin gefundenen säurefesten Bacillen im Tierversuch und in der Kultur sich als Tuberkelbacillen erwiesen haben,

2. wenn durch direkte Entnahme des Nierensekretes aus dem Harnleiter die Möglichkeit einer Beimischung von Tuberkelbakterien zum Harn aus den Genitalien oder von außen her mit weitgehender Sicherheit vermieden wurde,

3. wenn eine anatomische Untersuchung der Tuberkelbakterien ausscheidenden Niere mikroskopisch an engstehenden Serienschnitten keine Entzündungsherde erkennen ließ, die Untersuchung sich nicht nur auf eine makroskopische Betrachtung der Niere oder histologische Untersuchung einzelner Stücke des Nierenparenchyms beschränkte.

Im Hinblick auf die bis dahin veröffentlichten Fälle sagt er, daß diese Bedingungen in keinem Fall erfüllt worden wären. In diesem Zusammenhang muß ein Fall Erwähnung finden, der von WILDBOLZ in der gleichen Arbeit angegeben wird. Hier hatte er einem Mädchen bei reiner Bacillurie trotz des Fehlens von Pyurie und Functio laesa lediglich wegen der Gefährdung der Familienmitglieder durch Bacillenstreuung die Bacillen ausscheidende Niere entfernt. Außen wie auf dem Sektionsschnitt erschien das Organ völlig normal. Erst bei sorgfältigster Zerlegung des Organs durch Serienschnitte von Pol zu Pol (durch WALTHARD) fanden sich im Gewebe neun vereinzelte Rindentuberkel mit Zeichen beginnender „fibröser Schrumpfung ohne Spur von Verkäsung". Eine ähnliche Mitteilung hinsichtlich des Auffindens tuberkulöser Veränderungen durch Serienschnittuntersuchungen machte FARKAS (1929).

Auch AUERBACH (1940) lehnt die tuberkulöse Bacillurie bei tuberkulosefreier Niere ab, da er bei eingehenden mikroskopischen Untersuchungen chirurgisch entfernter Nieren in solchen Fällen immer tuberkulöse Veränderungen fand. Gegen die reine tuberkulöse Bakteriurie sprechen sich auch NAEGELI (1947) und FEST (1952) aus. Ganz klar geben ALKEN und BÜCHLER (1952) eine Formulierung ihres ablehnenden Standpunktes, indem sie schreiben: „Eine tuberkulöse Bacillurie ohne, wenn auch kleinste, pathologisch-anatomische Veränderungen der Nieren gibt es nicht." GÜTGEMANN (1951) faßt zwar auch eine wiederholt gesicherte Tuberkelbacillurie in erster Linie als Ausdruck einer tuberkulösen Erkrankung des Harn- und Genitalsystems auf, schließt sie aber nicht gänzlich als reine Tuberkelbakteriurie aus.

Bei dem Interesse, das das Problem der Tuberkelbakteriurie in den letzten Jahrzehnten gefunden hat, nimmt es nicht wunder, daß die Lösung der strittigen Fragen auch auf experimentellem Wege gesucht wurde.

So stellte REMLINGER (1923) an 24 Meerschweinchen mit generalisierter Tuberkulose entsprechende Versuche an. Bei zwölf Tieren fanden sich im Urin Tuberkelbacillen. Bei den anderen nicht. Bei keinem Tier waren makroskopisch tuberkulöse Veränderungen zu finden. REMLINGER glaubt, daraus schließen zu können, daß intaktes Nierengewebe Tuberkelbakterien durchläßt. Wenn man bedenkt, daß gerade beim Meerschweinchen Nierentuberkulose im allgemeinen wenig ausgeprägt ist und makroskopisch manchmal kaum in Erscheinung tritt, überrascht es, daß histologische Untersuchungen hier unterlassen wurden.

Um so gründlicher gingen in dieser Hinsicht MEDLAR und SASANO (1924) vor, so daß ihre Versuche hier näher erörtert werden sollen. Als Versuchstiere dienten vier Kaninchen und zwölf Meerschweinchen. Den Kaninchen wurden zwei große Dosen nicht sehr virulenter boviner Tuberkelbakterien in einem Abstand von zehn Tagen einverleibt, während man den Meerschweinchen subcutan etwa 200000 Tuberkelbakterien eines humanen Stammes (H 37) injizierte. Von den Kaninchen wurden im Verlauf von 45 Tagen 73 Urinproben gesammelt und auf Meerschweinchen (73) verimpft, und zwar mit negativem Resultat. Eins der Kaninchen starb nach der zweiten Injektion. Es zeigte bei Serienschnittuntersuchung drei kleine Tuberkel in den Nieren (neben Tuberkeln auch in anderen Organen). Von den drei anderen Kaninchen, die nach zehn Wochen getötet wurden, hatte nur eines einen ähnlichen Nierenbefund, während die Nieren der beiden anderen frei von Tuberkulose waren. In keinem der Fälle konnten Tuberkelbakterien im Schnitt nachgewiesen werden. — Von neun der Meerschweinchen, die an generalisierter Tuberkulose (elf) und an Pneumonie (eines) starben, wurden 16 Urinproben entnommen und auf Meerschweinchen verimpft. Acht dieser Meerschweinchen erkrankten tuberkulös, sieben waren nach drei Monaten, als sie getötet wurden, frei von Tuberkulose. Von den neun Versuchstieren zeigten vier makroskopisch in den Nieren tuberkulöse Herde, fünf waren frei davon. Histologisch dagegen wurden tuberkulöse Veränderungen in den Nieren von sieben Tieren gefunden. Bei allen Tieren mit Tuberkelbakteriurie wurde auch eine Nierentuberkulose gefunden. Die Verfasser schließen aus ihren Versuchen:

1. Tuberkelbakterien können eine gesunde Niere nicht passieren,

2. systematische Untersuchung durch Serienschnitte ist erforderlich, da kleine tuberkulöse Herde übersehen werden können,

3. ein auf Tuberkelbakterien negativer Urinbefund schließt eine Nierentuberkulose nicht aus.

Ähnliche Ergebnisse erhielt PERLA (1927) an Meerschweinchen, denen er humane Tuberkelbakterien injiziert hatte und deren Faeces, Urin und Galle er untersuchte. Er konnte in keinem der Fälle Tuberkelbakteriurie nachweisen.

Dasselbe negative Resultat erhielten LIEBERTHAL und HUTH (1932). Einigen Kaninchen wurden subcutan, einigen anderen intrakardial (linker Ventrikel) Tuberkelbakterien injiziert. Der Urin wurde in den ersten 20 Tagen gesammelt und auf Nährböden gebracht. Bei einem Teil der Kaninchen hatte man zudem durch Cantharidin, Uran oder Quecksilberbichlorid verschiedene Arten von artefizieller Nephritis hervorgerufen. 1440 angesetzte Kulturen waren negativ. Trotz der schweren toxischen Nierenschädigung konnte keine Tuberkelbakteriurie hervorgerufen werden. Es muß allerdings als sehr bedauerlich empfunden werden, daß LIEBERTHAL und HUTH keine Tierversuche anstellten.

1932 gibt DEIST Ergebnisse von Tierversuchen, die zur Klärung der Frage der Tuberkelbakteriurie angestellt worden waren, bekannt. Kaninchen wurden z.T. mit dem Typus humanus, z.T. mit dem Typus bovinus intravenös infiziert. Mit dem gesammelten Harn von elf Kaninchen wurden 105 Meerschweinchen gespritzt (Hinterschenkel). 31 dieser Tiere erkrankten einwandfrei tuberkulös. Es wird betont, daß der Harn eines jeden Kaninchens zu positiven Meerschweinchen-Tests führte. Die Nieren der Kaninchen waren dabei makroskopisch wie mikroskopisch frei von Tuberkulose. DEIST schlußfolgert aus seinen Versuchen, daß „Kaninchen, die intravenös infiziert werden, mit ihrem Harn gesetzmäßig bei systematischer intensivster, über Monate fortgesetzter Verabreichung ihres Harns Meerschweinchen infizieren, ohne daß nachträglich bei den Kaninchen eine Nierentuberkulose gefunden werden kann".

Wir sind der Meinung, daß die Versuche DEISTs selbst einer nicht allzu strengen Kritik nicht standhalten können. Wir greifen nur ein Beispiel heraus. Tierversuch 5: Zum zweitenmal am 6. 4. 29 infiziert. Harn vom 10. 1. 30, also neun Monate nach der Infektion, infiziert das Meerschweinchen 5 h. Dieses zeigt bei der Sektion verschiedene glasige Herde in beiden Lungen. Einstichstelle makroskopisch ohne Befund. Das Kaninchen hatte keine Nierentuberkulose. Es wurde am 18. 1. 30 getötet. Lungen und alle anderen Organe makroskopisch ohne Befund. Nieren histologisch kein Anhalt für Tuberkulose. Man bedenke, neun Monate nach der Infektion dieses Tieres soll sein Harn ein Meerschweinchen krank machen, das Kaninchen selbst zeigt zwei Tage später bei der Sektion keine Tuberkulose. Selbst bei den heutigen fortgeschrittenen Kenntnissen über Bacillämie und Bacillenlatenz vermag man hier nicht mehr zu folgen. Man bedenke weiter, die Einstichstelle ist makroskopisch ohne Befund. Herde fanden sich nur in den Lungen. Der Verdacht einer anderweitigen Infektion drängt sich geradezu auf, wenn man dazu erfährt, daß dieses Tier erst über ein Jahr später getötet wurde.

DEIST gibt auch nicht an, wie der Harn bei den Kaninchen gesammelt wurde, ein nach unseren Erfahrungen nicht unbedeutender Faktor. Zum Schluß aber muß wieder auf das Fehlen der Serienschnittuntersuchung gerade bei diesen Versuchen hingewiesen werden. Wir können also BREU nicht beipflichten, wenn er in seiner Monographie sagt, daß man zur Beantwortung der Frage der Tuberkelbakteriurie am besten die Tierversuche DEISTs heranziehe. Entgegen den Versuchen DEISTs konnten MENTON (1934), ALLEN und MONTGOMERY (1934) nach intravenöser Applikation von Tuberkelbakterien geringer Virulenz im Tierversuch keine Bakteriurie bei gesunder Niere beobachten. Auch KIRKPATRIK konnte bei Versuchen mit virulenten humanen wie bovinen Tuberkelbakterien bei intravenöser Einverleibung in den 45 min nach der Injektion keine Ausscheidung der Erreger in dem Urin nachweisen.

Auch TAGE KJAER (1936), der an 20 Kaninchen seine Versuche durchführte, vermißte eine exkretorische Tuberkelbakteriurie bei gesunder wie bei unspezifisch geschädigter Niere. Er fand, daß bei Kaninchen, die mit bovinen Tuberkelbakterien intravenös infiziert worden waren, Tuberkelbakterien nur bei Vorliegen einer Nierentuberkulose im Harn erschienen. Bei einer sicheren Bakteriämie wurden niemals Tuberkelbakterien im Urin ausgeschieden, wenn die Nieren tuberkulosefrei waren. KJAER erhielt auch dann dasselbe Ergebnis, wenn vorher durch intravenöse Injektion von cantharidin-saurem Natrium oder Kaliumbichromat eine schwere toxische Schädigung der Nieren hervorgerufen worden war.

Dagegen erreichte YEGIAN (1940) an 18 Meerschweinchen, denen er sehr große Dosen humaner Tuberkelbakterien intracutan wie intravenös injizierte, schon nach 10 min positive Urinbefunde (Tierversuche). Leider sind histologische Untersuchungen nicht durchgeführt worden. YEGIAN begnügt sich mit der Bemerkung, die Pathologen seien sich einig darin, daß die ersten Zellschädigungen, die zur Ausbildung eines Tuberkels führen, nicht vor einer Stunde nach Eindringen von Tuberkelbakterien in die Gewebe auftreten, sicherlich nicht innerhalb von 10 min. Wir werden später noch darauf zurückkommen müssen.

CRUGNOLA und SOSTEGNI (1942) führten ihre interessanten Versuche an 25 tuberkulinisierten jungen und großen Hunden durch. Die Tuberkelbakterien wurden in die Nierenarterie gespritzt. Nach 8 Std konnten mit Ausnahme eines einzigen Falles Tuberkelbakterien nachgewiesen werden. Allerdings wurden nur z. T. Meerschweinchen-Tests angestellt, z. T. geben sich die Untersucher mit dem mikroskopischen Nachweis im Ausstrich zufrieden. Die Ausscheidung der Tuberkelbakterien nimmt allmählich bis zum sechsten Tag ab. Histologisch wurden Schädigungen, vor allem am Glomerulusapparat, schon nach 8 Std gefunden.

In der gegebenen Übersicht über das zur Diskussion stehende Thema der Tuberkelbakteriurie wurde in zahlreichen der besprochenen Arbeiten immer wieder klar, daß das Symptom der Tuberkelbakteriurie untrennbar mit der Diagnose des Initialstadiums der chronischen Nierentuberkulose verbunden ist. Unabhängig davon, ob wir die echte Tuberkelbakteriurie bejahen oder verneinen, muß in diesem Zusammenhang im Hinblick auf die evtl. auftretenden Nierenherde unserer Versuchstiere kurz auf die tuberkulösen Frühveränderungen im menschlichen Nierengewebe eingegangen werden. Im Gegensatz zum Problem der reinen Tuberkelbakteriurie sind die Anschauungen über die Vorgänge, die zum Initialstadium der chronischen Nierentuberkulose führen und während dieser Phase ablaufen, vor allem im letzten Jahrzehnt zunehmend einheitlicher geworden, so daß scharfe Gegensätze kaum noch zu verzeichnen sind.

Während auf Grund der Erfahrungen und Ansichten von WEGELIN und WILDBOLZ (1914) die Einseitigkeit der beginnenden chronischen Nierentuberkulose anerkannt war und diese Anschauung jahrzehntelang im deutschen Sprachgebiet das Feld beherrschte, gibt es heute kaum noch Zweifel am bilateralen Auftreten der Frühveränderungen der chronischen Nierentuberkulose. WEGELIN und WILDBOLZ und mit ihnen viele andere Untersucher, wie EKEHORN, SCHÜPBACH, PELS-LEUSDEN, DIMTZA und SCHAFFHAUSER, um nur wenige zu nennen, fanden die vermeintlich ersten Herde immer in der Papillenspitze der Marksubstanz. Auch histologische Nachprüfungen ergaben, daß die Rinde von entsprechenden tuberkulösen Herden frei befunden wurde.

Im Gegensatz dazu hatte MEDLAR schon 1926 an den Nieren von an Lungentuberkulose Verstorbenen sorgfältigste histologische Untersuchungen (100000 Schnitte) angestellt und gefunden, daß die ersten Veränderungen weitaus am häufigsten (über 75%) auf hämatogenem Wege in der Rinde entstehen. Nur zu 11% im Mark und etwa 13% gleichzeitig in Mark und Rinde. Die Untersuchungen MEDLARs wurden von WILDBOLZ schärfstens kritisiert. Letzterer machte zum Vorwurf, daß am untauglichen Objekt (Lungenphthisiker im Terminalstadium) untersucht worden sei, doch wurden die Ergebnisse MEDLARs 1935 durch ausgedehnte Tierversuche COULAUDs bestätigt. Auch COULAUD fand die Erstlokalisationen beiderseits in der Rinde. Nicht nur Sektionsstatistiken, die hohe Prozentzahlen bilateraler chronischer Nierentuberkulose angaben (z. B. SPORER 88%), sondern auch die Tatsache, daß trotz der Verlagerung der Nephrektomie auf einen frühen Zeitpunkt im Ablauf der Nierentuberkulose keine Verbesserung der Dauerresultate erzielt werden konnte, gaben zu denken.

Heute ist man sich in der Anschauung einig, daß auch die chronische Nierentuberkulose, hämatogen entstanden, bilateral in erster Linie in der Rinde beginnt, wobei diese Herde, wie häufig nachgewiesen, Tendenz zur Ausheilung besitzen (wahrscheinlich auf Grund besserer Gefäßversorgung der Rinde). Parenchymatöses Stadium, Stade initial réel (CIBERT), Stadium I.

Ungünstige Faktoren, wie verschlechterte Resistenzlage z. B., können dann aber zur Weiterentwicklung der primären Herde und zur Verkäsung führen. Letzteres trifft zur Hauptsache für die Markherde zu. Liegen sie in der Nähe der Papillenspitze, kann daraus das Papillenulcus werden, liegen sie höher, können sie — allerdings seltener — wie die Rindenherde in das Kanälchensystem einbrechen, so daß auf dem Weg einer „Ausscheidungstuberkulose" die Papillenspitze bzw. die benachbarte Kelchwand infiziert werden kann. Chirurgisches Frühstadium, Stadium II — Stade initial chirurgicale (CIBERT).

In vielen Fällen aber kommt es, wie oben schon angedeutet, zur Ausheilung, zur Inaktivierung; bleibt diese aus, entsteht die doppelseitige chronische Nierentuberkulose. Inaktiviert nur die eine Seite, wird klinisch die einseitige chirurgische Nierentuberkulose manifest (Unilateralisation v. FEY).

Die von uns geplanten Tierversuche sollten nun den Zweck haben, verschiedene wesentliche Fragen aus dem Komplex der Tuberkelbakteriurie und Initialstadium der chronischen Nierentuberkulose zu beantworten.

Im Vordergrund stand die Frage der Ausscheidung der Tuberkelbakterien durch die Kaninchennieren, wann die Keime im Urin erscheinen und ob sie eine gesunde, intakte Niere passieren können.

Als weitere Aufgabe erschien uns die Klärung der Lokalisation der Erstläsionen im Nierengewebe (parenchymatöses Stadium der chronischen Nierentuberkulose) wichtig.

III. Versuchsanordnung und -durchführung

Um die gestellten Fragen zu beantworten und die wünschenswerten Erkenntnisse und Ziele zu erreichen, stellten wir zwei Gruppen von je 24 Kaninchen, männlichen und weiblichen, auf. Wir wählten beide für unsere Zwecke in Frage kommenden Arten, die Tuberkelbakterien zu applizieren, nämlich die intravenöse und die intrakardiale Injektion. So wurde die eine Gruppe intravenös, die andere intrakardial gespritzt.

Um eine unseren Zwecken nicht dienliche zu stürmische Entwicklung tuberkulöser Nierenveränderungen zu vermeiden, entschieden wir uns nicht für einen bovinen Tuberkelbakterienstamm, sondern für einen humanen, gegen den die Kaninchen bekanntlich ziemlich resistent sind, und zwar für den Stamm H 37 Rv (Robert-Koch-Institut). Er wurde bei jedem Tier in einer Menge von etwa 25 000 Keimen injiziert.

Es handelte sich um noch jüngere Tiere mit einem durchschnittlichen Gewicht von 2000 g.

Um eine Angleichung an die humane Tuberkulose zu erreichen, so vor allem die Gegenwart von Antikörpern im Tierorganismus zu sichern, wurden die Kaninchen sechs bis acht Wochen vor Beginn der Versuche sensibilisiert. Es wurde zunächst die Tuberkulinprobe angestellt und bei negativem Ausfall eine Menge von 1 mg BCG-Impfstoff intracutan injiziert. Nach vier Wochen wurde eine Prüfung durch erneute Tuberkulinprobe unternommen. Nunmehr, bei positivem Ausfall, standen die Tiere für die Versuche zur Verfügung.

Wie KRAEMER ließen wir uns hinsichtlich der Einverleibung von Tuberkelbakterien in den Tierkörper von der Ansicht leiten, daß die Herstellung der Tuberkelbakterienaufschwemmung von nicht geringer Wichtigkeit für den Ausfall der Versuche sein könnte. KRAEMER ist der Meinung, daß bei der Herstellung der gewöhnlichen Aufschwemmung Verklumpungen der Erreger zustande kommen und so in die Blutbahn gelangen. Diese Mikro-Emboli blieben dann natürlich eher in den Arteriolae afferentes und den Glomeruli stecken. Hier käme es dann zu einer energischeren Wirkung als bei einzelnen Tuberkelbakterien im Sinne einer Endothelschädigung wie auch der der Basalmembran und des Schlingenepithels, wobei ebenfalls noch die verstärkte toxische Wirkung hinzugerechnet werden müsse. Es wäre denkbar, daß die Zeit für das Hindurchtreten der Tuberkelbakterien unter diesen Umständen minimal sein könne.

Sicher sind diese Gedankengänge, soweit sie die Frage der experimentellen reinen Bakteriurie betreffen, bei der wirkliche Bakterienklümpchen nicht in Rechnung gezogen werden dürfen, nicht von der Hand zu weisen. Für die Frage des parenchymatösen Stadiums der Nierentuberkulose sind wir dagegen der Meinung, daß hier unter der Voraussetzung natürlicher Verhältnisse durchaus auch kleinere und kleinste Bakterienemboli sich an der Entwicklung der Gewebsveränderungen beteiligen können. Um aber diese Verhältnisse vergleichen zu können, sind wir den Angaben KRAEMERs für die Herstellung einer sehr feinen und Bakterienklümpchen vermeidenden Aufschwemmung gefolgt (wir verweisen auf die Arbeit KRAEMERs), haben aber außerdem in jeder Gruppe unserer Versuchstiere, der Hälfte der Tiere, eine gewöhnliche Aufschwemmung injiziert. Der Urin wurde den Tieren durch Katheter entnommen. Aus der folgenden Übersicht (Tabelle 1) geht die zeitliche Staffelung der Urinentnahmen und der Zeitpunkt der Tötung der Tiere hervor.

Auf diese Weise sollte es ermöglicht werden, ein frühzeitiges wie auch späteres Erscheinen der Tuberkelbakterien im Urin jeweilig zu diesem Zeitpunkt mit den histologischen Nierenveränderungen in Beziehung zu setzen. Zum Nachweis der Erreger in den anfallenden Urinproben wurde der Sedimentausstrich nach ZIEHL-NEELSEN gefärbt und untersucht, ferner Kulturen (Hohn) angesetzt und immer Meerschweinchen-Tests durchgeführt. So kam es zu insgesamt 655 Sedimentausstrichen, 664 Kulturen und 655 Meerschweinchen-Tests. Es wurde ebenfalls das Blut eines jeden getöteten Tieres mit dem gleichen Nachweisverfahren geprüft. Im einzelnen wurden die Versuche wie folgt durchgeführt:

Das Tier wird, auf dem Rücken liegend, auf dem Tieroperationstisch festgeschnallt. Die Hinterpfoten nicht zu weit auseinander, um eine Erleichterung des Katheterisierens zu erreichen. Es wird eine Magensonde eingeführt und je nach Mageninhalt (durch Abtasten leicht festzustellen) Flüssigkeit nachgefüllt, um eine Harnausscheidung zu gewährleisten.

Tabelle 1. *48 Tiere (sensibilisiert)*

Intravenös				*Intrakardial*			
12 Tiere feine Aufschwemmung		12 Tiere gewöhnliche Aufschwemmung		12 Tiere feine Aufschwemmung		12 Tiere gewöhnliche Aufschwemmung	
Urinentnahme nach	Tötung	Urinentnahme nach	Tötung	Urinentnahme nach	Tötung	Urinentnahme nach	Tötung
10 min		10 min		10 min		10 min	
20 min		20 min		20 min		20 min	
30 min	1. Tier	30 min	1. Tier	30 min	1. Tier	30 min	1. Tier
50 min		50 min		50 min		50 min	
60 min	2. Tier	60 min	2. Tier	60 min	2. Tier	60 min	2. Tier
90 min		90 min		90 min		90 min	
120 min	3. Tier	120 min	3. Tier	120 min	3. Tier	120 min	3. Tier
6 Std	4. Tier	6 Std	4. Tier	6 Std	4. Tier	6 Std	4. Tier
24 Std	5. Tier	24 Std	5. Tier	24 Std	5. Tier	24 Std	5. Tier
3 Tage	6. Tier	3 Tage	6. Tier	3 Tage	6. Tier	3 Tage	6. Tier
5 Tage	7. Tier	5 Tage	7. Tier	5 Tage	7. Tier	5 Tage	7. Tier
7 Tage	8. Tier	7 Tage	8. Tier	7 Tage	8. Tier	7 Tage	8. Tier
10 Tage		10 Tage		10 Tage		10 Tage	
15 Tage	9. Tier	15 Tage	9. Tier	15 Tage	9. Tier	15 Tage	9. Tier
20 Tage		20 Tage		20 Tage		20 Tage	
30 Tage	10. Tier	30 Tage	10. Tier	30 Tage	10. Tier	30 Tage	10. Tier
35 Tage	11. Tier	35 Tage	11. Tier	35 Tage	11. Tier	35 Tage	11. Tier
45 Tage	12. Tier	45 Tage	12. Tier	45 Tage	12. Tier	45 Tage	12. Tier

Das Katheterisieren wurde mittels Katheter (Charr. 9) unter strengsten sterilen Kautelen durchgeführt. Hierzu wurde das Tier mit einem Schlitztuch abgedeckt und die freiliegenden Genitalien mit Oxycyanat 1:2000 gesäubert.

Vor der Impfung der Tiere wurde der Harn entleert.

Die intravenöse Impfung wurde in die Ohrvene der Tiere vorgenommen, die intrakardiale in den linken Ventrikel, von der letzten Rippe an aufwärtsgehend, im vierten Intercostalraum links neben dem Sternum.

Nach Tötung eines Tieres wurde dies sofort seziert und der Sektionsbefund erhoben. Die Nieren wurden längs gespalten und sofort drei bis fünf Tage in 4%igem Formalin fixiert und dann in Paraffin eingebettet. Von der Innenfläche des Sektionsschnittes her wurden jetzt von jeder Nierenhälfte im Durchschnitt 100 Schnitte auf Prenaband gezogen und mit Delafield-Hämatoxylin-Eosin (2), nach VAN GIESON (1) und nach ZIEHL-NEELSEN (1) in gleichbleibender Folge gefärbt. So standen nachher über 15000 Schnitte zur Durchmusterung zur Verfügung.

Die übrigen Organe wurden ebenfalls in Formalin fixiert, die Genitalorgane der männlichen Tiere auch immer histologisch durchuntersucht.

IV. Ergebnisse

Aus den folgenden Tabellen 2—5 sind die Ausscheidungswerte, nach den einzelnen Nachweisverfahren gegliedert, zu ersehen. (Das Vorkommen von Tuberkelbakterien wurde mit + bezeichnet, Fehlen mit —.) ♀ = weiblich, ♂ = männlich. TV = Tierversuch, Z.N. = Ziehl-Neelsen, K = Kultur.

Tabelle 2. *1. Gruppe (intravenöse Injektion — feine Aufschwemmung)*

TV-Nr.	Dauer	Zeit	cm³	Z.N.	TV	K	Zeit	cm³	Z.N.	TV	K
3 ♀	30 min	10 min	4	—	—	—					
		20 min	2	—	—	—					
		30 min	2	—	—	—					
		Blut		—	—	—					
2660 ♀	60 min	10 min	1,5	—	—	—					
		20 min	5	—	—	—					
		30 min	4	—	—	—					
		50 min	7	—	—	—					
		60 min	6	—	—	—					
		Blut		—	—	—					
1 ♀	2 Std	10 min	3	—	—	—	60 min	1	—	—	—
		20 min	0,5	—	—	—	90 min	10	—	—	—
		30 min	0,5	—	—	—	2 Std	12	—	—	—
		50 min	4	—	—	—	Blut		—	—	—
2768 ♀	6 Std	10 min	1	—	—	—	90 min	3	—	—	—
		20 min	1	—	—	—	2 Std	3	—	—	—
		30 min	1	—	—	—	6 Std	2	—	—	—
		50 min	1	—	—	—	Blut		+	+	+
		60 min	2	—	—	—					
2678 ♀	24 Std	10 min	1	—	—	—	90 min	9	—	—	—
		20 min	1,5	—	—	—	2 Std	5	—	—	—
		30 min	15	—	—	—	6 Std	5	+	+	—
		50 min	8	—	—	—	24 Std	20	—	+	+
		60 min	4	—	—	—	Blut		—	+	—
425 ♂	3 Tage	10 min	3	—	—	—	2 Std	12	—	—	—
		20 min	2	—	—	—	6 Std	10	—	—	—
		30 min	1	—	—	—	24 Std	8	—	—	—
		50 min	5	—	—	—	3 Tage	10	—	—	—
		60 min	6	—	—	—	Blut		—	—	—
		90 min	4	—	—	—					
4190 ♂	5 Tage	10 min	10	—	—	—	2 Std	8	—	—	—
		20 min	8	—	—	—	6 Std	10	—	—	—
		30 min	10	—	—	—	24 Std	15	—	—	—
		50 min	20	—	—	—	3 Tage	8	—	—	—
		60 min	10	—	—	—	5 Tage	22	—	—	—
		90 min	5	—	—	—	Blut		—	—	—
468 ♂	7 Tage	10 min	10	—	—	—	2 Std	6	—	—	—
		20 min	10	—	—	—	6 Std	5	—	—	—
		30 min	10	—	—	—	24 Std	3	—	—	—
		50 min	10	—	—	—	3 Tage	2	—	—	—
		60 min	2	—	—	—	5 Tage	16	—	—	—
		90 min	6	—	—	—	7 Tage	10	—	—	—
							Blut		—	—	—

Tabelle 2 (Fortsetzung)

TV-Nr.	Dauer	Zeit	cm³	Z.N.	TV	K	Zeit	cm³	Z.N.	TV	K
413 ♂	15 Tage	10 min	5	—	—	—	24 Std	6	—	—	—
		20 min	1	—	—	—	3 Tage	5	—	—	—
		30 min	2	—	—	—	5 Tage	4	—	—	—
		50 min	2	—	—	—	7 Tage	5	—	—	—
		60 min	2	—	—	—	10 Tage	3	—	—	—
		90 min	6	—	—	—	15 Tage	5	—	—	—
		2 Std	10	—	—	—	Blut		—	—	—
		6 Std	4	—	—	—					
782 ♂	30 Tage	10 min	2	—	—	—	3 Tage	8	—	+	—
		20 min	3	—	—	—	5 Tage	10	—	—	—
		30 min	2	—	—	—	7 Tage	10	—	—	—
		50 min	6	—	—	—	10 Tage	18	—	+	—
		60 min	5	—	—	—	15 Tage	12	+	+	+
		90 min	10	—	—	—	20 Tage	5	—	—	—
		2 Std	12	—	—	—	30 Tage	6	—	—	—
		6 Std	15	—	—	—	Blut		—	—	—
		24 Std	6	—	+	—					
618 ♂	35 Tage	10 min	2	—	—	—	3 Tage	10	—	—	—
		20 min	1	—	—	—	5 Tage	8	—	—	—
		30 min	1	—	—	—	7 Tage	4	—	—	—
		50 min	8	—	—	—	10 Tage	ausgefallen			
		60 min	6	—	—	—	15 Tage	1,5	—	—	—
		90 min	28	—	—	—	20 Tage	1,5	—	—	—
		2 Std	5	—	—	—	30 Tage	1,5	—	—	—
		6 Std	2	—	—	—	35 Tage	2	—	—	—
		24 Std	6	—	—	—	Blut		—	—	—
655 ♂	45 Tage	10 min	3	—	—	—	5 Tage	5	—	—	—
		20 min	1	—	—	—	7 Tage	10	—	—	—
		30 min	0,5	—	—	—	10 Tage	5	—	—	—
		50 min	1	—	—	—	15 Tage	15	—	—	—
		60 min	1	—	—	—	20 Tage	20	—	—	—
		90 min	5	—	—	—	30 Tage	ausgefallen			
		2 Std	10	—	—	—	35 Tage	10	—	—	—
		6 Std	12	—	—	—	45 Tage	8	—	—	—
		24 Std	11	—	—	—	Blut		—	—	—
		3 Tage	20	—	—	—					

Tabelle 3. *2. Gruppe (intravenöse Injektion — gewöhnliche Aufschwemmung)*

TV-Nr.	Dauer	Zeit	cm³	Z.N.	TV	K	Zeit	cm³	Z.N.	TV	K
4786 ♂	30 min	10 min	2	—	—	—					
		20 min	1	—	—	—					
		30 min	2	—	+	—					
		Blut		+	+	+					
2 ♀	60 min	10 min	1	—	—	—					
		20 min	1,5	—	—	—					
		30 min	1,5	—	—	—					
		50 min	1	—	—	—					
		60 min	1	—	—	—					
		Blut		—	+	+					
1 ♀	2 Std	10 min	6	—	—	—	60 min	8	—	—	—
		20 min	4	—	—	—	90 min	30	—	—	—
		30 min	2	—	—	—	2 Std	30	—	—	—
		50 min	10	—	—	—	Blut		—	+	+

Ergebnisse

Tabelle 3 (Fortsetzung)

TV-Nr.	Dauer	Zeit	cm³	Z.N.	TV	K	Zeit	cm³	Z.N.	TV	K
2769 ♀	6 Std	10 min	4	—	—	—	90 min	10	—	—	—
		20 min	1	—	—	—	2 Std	15	—	—	—
		30 min	1	—	—	—	6 Std	15	—	+	—
		50 min	3	—	—	—	Blut		—	—	—
		60 min	2,5	—	—	—					
558 ♂	24 Std	10 min	3	—	—	—	90 min	15	—	—	—
		20 min	2,5	—	—	—	2 Std	18	—	+	—
		30 min	2,5	—	—	—	6 Std	18	—	—	—
		50 min	4	—	—	—	24 Std	20	—	—	—
		60 min	2,5	—	—	—	Blut		—	—	—
36 ♂	3 Tage	10 min	4	—	—	—	2 Std	7	—	—	—
		20 min	4	—	—	—	6 Std	8	—	—	—
		30 min	2	—	—	—	24 Std	10	—	—	—
		50 min	3	—	—	—	3 Tage	6	—	—	—
		60 min	5	—	—	—	Blut		—	—	—
		90 min	5	—	—	—					
2193 ♀	5 Tage	10 min	5	—	—	—	2 Std	25	—	—	—
		20 min	3	—	—	—	6 Std	35	—	—	—
		30 min	1	—	—	—	24 Std	10	—	—	—
		50 min	15	—	—	—	3 Tage	10	—	—	—
		60 min	10	—	—	—	5 Tage	15	—	—	—
		90 min	30	—	—	—	Blut		—	—	—
422 ♂	7 Tage	10 min	10	—	—	—	2 Std	6	—	—	—
		20 min	10	—	—	—	6 Std	4	—	—	—
		30 min	10	—	—	—	24 Std	7	—	—	—
		50 min	10	—	—	—	3 Tage	3	—	—	—
		60 min	2	—	—	—	5 Tage	5	—	—	—
		90 min	3	—	—	—	7 Tage	6	—	—	—
							Blut		—	—	—
578 ♂	15 Tage	10 min	3	—	—	—	24 Std	20	—	—	—
		20 min	1	—	—	—	3 Tage	3	—	—	—
		30 min	9	—	—	—	5 Tage	8	—	—	—
		50 min	1,5	—	—	—	7 Tage	3	—	—	—
		60 min	0,5	—	—	—	10 Tage	7	—	—	—
		90 min	10	—	—	—	15 Tage	1	—	—	—
		2 Std	12	—	—	—	Blut		—	—	—
		6 Std	6	—	—	—					
774 ♂	30 Tage	10 min	1	—	—	—	3 Tage	12	—	—	—
		20 min	1	—	—	—	5 Tage	25	—	—	—
		30 min	3	—	—	—	7 Tage	8	—	—	—
		50 min	5	—	—	—	10 Tage	0.5	—	—	—
		60 min	1	—	—	—	15 Tage	10	—	—	—
		90 min	20	—	—	—	20 Tage	7	—	—	—
		2 Std	10	—	—	—	30 Tage	5	—	—	—
		6 Std	5	—	+	—	Blut		—	—	—
		24 Std	5	—	—	—					
604 ♀	35 Tage	10 min	0,5	—	—	—	3 Tage	15	—	—	—
		20 min	0,5	—	—	—	5 Tage	12	—	—	—
		30 min	2	—	—	—	7 Tage	8	—	—	—
		50 min	5	—	—	—	10 Tage	8	—	—	—
		60 min	1	—	—	—	15 Tage	10	—	—	—
		90 min	18	—	—	—	20 Tage	10	—	—	—
		2 Std	30	—	—	—	30 Tage	8	—	—	—
		6 Std	30	—	—	—	35 Tage	1,5	—	—	—
		24 Std	10	—	—	—	Blut		—	—	—

Tabelle 3 (Fortsetzung)

TV-Nr.	Dauer	Zeit	cm³	Z.N.	TV	K	Zeit	cm³	Z.N.	TV	K
605 ♀	45 Tage	10 min	1	—	—	—	5 Tage	6	—	—	—
		20 min	1	—	—	—	7 Tage	10	—	—	—
		30 min	3	—	—	—	10 Tage	20	—	—	—
		50 min	5	—	—	—	15 Tage	12	—	—	—
		60 min	8	—	—	—	20 Tage	12	—	—	—
		90 min	10	—	—	—	30 Tage	5	—	—	—
		2 Std	12	—	—	—	35 Tage	30	—	—	—
		6 Std	12	—	—	—	45 Tage	20	—	—	—
		24 Std	10	—	—	—	Blut		—	—	—
		3 Tage	20	—	—	—					

Tabelle 4. *3. Gruppe (intrakardiale Injektion — feine Aufschwemmung)*

TV-Nr.	Dauer	Zeit	cm³	Z.N.	TV	K	Zeit	cm³	Z.N.	TV	K
2577 ♂	30 min	10 min	1	—	—	—					
		20 min	1,5	—	—	—					
		30 min	1,5	—	—	—					
		Blut		—	—	—					
4372 ♀	60 min	10 min	1	—	—	—					
		20 min	2	—	—	—					
		30 min	2,5	—	—	—					
		50 min	6	—	—	—					
		60 min	3	—	—	—					
		Blut		+	+	+					
2681 ♂	2 Std	10 min	3	—	—	—	60 min	15	—	—	—
		20 min	3	—	—	—	90 min	20	—	+	—
		30 min	6	—	—	—	2 Std	22	—	—	—
		50 min	2	—	—	—	Blut		—	—	—
4380 ♂	6 Std	10 min	2	—	—	—	90 min	7	—	—	—
		20 min	1	—	—	—	2 Std	5	—	—	—
		30 min	1	—	—	—	6 Std	2	—	—	—
		50 min	3	—	+	+	Blut		+	+	+
		60 min	3	—	—	—					
2529 ♂	24 Std	10 min	3	—	—	—	90 min	18	—	—	—
		20 min	4	—	—	—	2 Std	35	—	—	—
		30 min	3	—	+	—	6 Std	20	—	—	—
		50 min	10	—	—	—	24 Std	20	—	—	—
		60 min	8	—	—	—	Blut		—	+	+
2458 ♂	3 Tage	10 min	2	—	—	—	2 Std	17	—	—	—
		20 min	3	—	—	—	6 Std	10	—	—	—
		30 min	3	—	—	—	24 Std	10	—	—	—
		50 min	3	—	—	—	3 Tage	20	—	—	—
		60 min	2	—	—	—	Blut		—	—	—
		90 min	15	—	—	—					
4374 ♂	5 Tage	10 min	5	—	—	—	2 Std	10	—	—	—
		20 min	3	—	—	—	6 Std	10	—	+	+
		30 min	1	—	—	—	24 Std	8	—	+	—
		50 min	4	—	—	—	3 Tage	8	+	+	+
		60 min	1	—	—	—	5 Tage	10	—	+	+
		90 min	6	—	—	—	Blut		+	+	+

Tabelle 4 (Fortsetzung)

TV-Nr.	Dauer	Zeit	cm³	Z.N.	TV	K	Zeit	cm³	Z.N.	TV	K
2668 ♂	7 Tage	10 min	8	—	—	—	6 Std	18	—	—	—
		20 min	5	—	—	—	24 Std	10	—	—	—
		30 min	3	—	—	—	3 Tage	12	—	—	—
		50 min	5	—	—	—	5 Tage	18	—	+	—
		60 min	3	—	—	—	7 Tage	20	—	—	—
		90 min	16	—	—	—	Blut		+	+	+
		2 Std	20	—	—	—					
2546 ♂	15 Tage	10 min	5	—	—	—	24 Std	20	—	—	—
		20 min	4	—	—	—	3 Tage	20	—	+	—
		30 min	5	—	—	—	5 Tage	10	—	—	—
		50 min	13	—	—	—	7 Tage	10	—	—	—
		60 min	8	—	—	—	10 Tage	8	—	+	—
		90 min	22	—	—	—	15 Tage	5	—	—	—
		2 Std	25	—	—	—	Blut		—	—	—
		6 Std	15	—	—	—					
2413 ♀	30 Tage	10 min	7	—	—	—	3 Tage	10	—	—	—
		20 min	4	—	—	—	5 Tage	12	—	—	—
		30 min	3	—	—	—	7 Tage	8	—	—	—
		50 min	9	—	—	—	10 Tage	10	—	—	—
		60 min	10	—	+	—	15 Tage	9	—	+	+
		90 min	20	—	—	—	20 Tage	9	—	—	—
		2 Std	25	—	—	—	30 Tage	10	—	—	—
		6 Std	15	—	—	—	Blut		—	—	—
		24 Std	7	+	+	—					
567 ♂	35 Tage	10 min	5	—	—	—	3 Tage	8	—	+	—
		20 min	4	—	—	—	5 Tage	5	—	—	—
		30 min	4	—	—	—	7 Tage	10	+	+	—
		50 min	8	—	—	—	10 Tage	10	—	+	+
		60 min	3	—	—	—	15 Tage	12	—	—	—
		90 min	20	—	—	—	20 Tage	8	—	—	—
		2 Std	22	—	—	—	30 Tage	10	—	+	+
		6 Std	10	—	—	—	35 Tage	10	—	—	—
		24 Std	12	—	—	—	Blut		—	—	—
515 ♂	45 Tage	10 min	3	—	—	—	5 Tage	4	—	—	—
		20 min	2,5	—	—	—	7 Tage	4	—	+	+
		30 min	1,5	—	—	—	10 Tage	10	—	+	+
		50 min	5	—	—	—	15 Tage	15	—	+	+
		60 min	3	—	—	—	20 Tage	15	—	—	—
		90 min	15	—	—	—	30 Tage	18	—	+	—
		2 Std	20	—	—	—	35 Tage	15	+	+	+
		6 Std	30	—	—	—	45 Tage	10	+	—	—
		24 Std	25	—	—	—	Blut		—	—	—
		3 Tage	10	—	—	—					

Tabelle 5. *4. Gruppe (intrakardiale Injektion — gewöhnliche Aufschwemmung)*

TV-Nr.	Dauer	Zeit	cm³	Z.N.	TV	K	Zeit	cm³	Z.N.	TV	K
2687 ♂	30 min	10 min	3	—	—	—					
		20 min	4	—	—	—					
		30 min	2	—	—	—					
		Blut		—	—	—					
2781 ♂	60 min	10 min	7	—	—	—					
		20 min	5	—	—	—					

Tabelle 5 (Fortsetzung)

TV-Nr.	Dauer	Zeit	cm³	Z.N.	TV	K	Zeit	cm³	Z.N.	TV	K
2781 ♂	60 min	30 min	5	—	—	—					
		50 min	10	—	—	—					
		60 min	10	—	—	—					
		Blut		—	—	—					
2197 ♂	2 Std	10 min	10	—	—	—	60 min	10	—	—	—
		20 min	8	—	—	—	90 min	35	—	+	—
		30 min	8	—	+	—	2 Std	15	—	+	—
		50 min	16	—	—	—	Blut		+	+	+
2578 ♂	6 Std	10 min	12	—	—	—	90 min	15	—	—	—
		20 min	8	—	—	—	2 Std	20	—	—	—
		30 min	4	—	—	—	6 Std	12	—	—	—
		50 min	10	—	—	—	Blut		—	+	+
		60 min	3	—	—	—					
2575 ♂	24 Std	10 min	2	—	—	—	90 min	7	—	—	—
		20 min	1	—	—	—	2 Std	7	—	—	—
		30 min	2	—	—	—	6 Std	4	—	—	—
		50 min	4	—	—	—	24 Std	5	—	—	—
		60 min	2	—	—	—	Blut		—	—	—
1157 ♀	3 Tage	10 min	3	—	—	—	2 Std	16	—	—	—
		20 min	3	—	—	—	6 Std	8	—	—	—
		30 min	1	—	—	—	24 Std	9	—	—	—
		50 min	5	—	—	—	3 Tage	10	—	—	—
		60 min	2	—	—	—	Blut		—	—	—
		90 min	12	—	—	—					
4379 ♂	5 Tage	10 min	5	—	—	—	2 Std	10	—	—	—
		20 min	3	—	—	—	6 Std	6	—	—	—
		30 min	1	—	—	—	24 Std	20	—	+	+
		50 min	8	—	—	—	3 Tage	10	—	—	—
		60 min	5	—	—	—	5 Tage	8	—	—	—
		90 min	10	—	—	—	Blut		—	—	—
2176 ♀	7 Tage	10 min	1	—	—	—	6 Std	3	—	+	—
		20 min	1	—	—	—	24 Std	10	—	—	—
		30 min	1,5	—	—	—	3 Tage	12	—	+	—
		50 min	1	—	—	—	5 Tage	10	+	—	—
		60 min	1	—	—	—	7 Tage	8	—	—	—
		90 min	3	—	+	—	Blut		—	—	—
		2 Std	5	—	—	—					
2177 ♂	15 Tage	10 min	1	—	—	—	24 Std	8	—	—	—
		20 min	1	—	—	—	3 Tage	10	—	+	—
		30 min	1,5	—	—	—	5 Tage	5	—	—	—
		50 min	3	—	—	—	7 Tage	12	—	—	—
		60 min	2,5	—	—	—	10 Tage	12	—	—	—
		90 min	15	—	—	—	15 Tage	7	—	—	—
		2 Std	20	—	—	—	Blut		—	—	—
		6 Std	10	—	—	—					
2170 ♀	30 Tage	10 min	4	—	—	—	3 Tage	10	—	—	—
		20 min	4	—	—	—	5 Tage	10	+	+	+
		30 min	3	+	+	—	7 Tage	8	—	—	—
		50 min	5	—	+	—	10 Tage	10	—	—	—
		60 min	15	—	—	—	15 Tage	10	—	+	+
		90 min	22	—	—	—	20 Tage	5	—	+	+
		2 Std	25	—	—	—	30 Tage	4	—	—	—
		6 Std	12	—	+	—	Blut		—	—	—
		24 Std	10	—	—	—					

Tabelle 5 (Fortsetzung)

TV-Nr.	Dauer	Zeit	cm³	Z.N.	TV	K	Zeit	cm³	Z.N.	TV	K
549 ♂	35 Tage	10 min	1,5	—	—	—	3 Tage	12	—	+	+
		20 min	1,5	—	—	—	5 Tage	5	—	—	—
		30 min	1	—	—	—	7 Tage	5	—	—	+
		50 min	3	—	—	—	10 Tage	10	—	+	+
		60 min	2	—	—	—	15 Tage	4	+	+	—
		90 min	6	—	—	—	20 Tage	3	—	+	—
		2 Std	15	—	—	—	30 Tage	5	—	—	—
		6 Std	8	—	—	—	35 Tage	6	—	+	+
		24 Std	10	—	—	—	Blut		—	+	—
769 ♂	45 Tage	10 min	3	—	—	—	5 Tage	12	—	+	+
		20 min	3	—	+	+	7 Tage	15	—	+	—
		30 min	4	—	+	—	10 Tage	15	—	+	—
		50 min	5	—	+	—	15 Tage	7	—	+	+
		60 min	5	+	+	—	20 Tage	10	—	—	—
		90 min	20	—	+	—	30 Tage	2,5	—	—	—
		2 Std	30	+	+	—	35 Tage	12	—	+	+
		6 Std	30	—	—	—	45 Tage	10	+	+	+
		24 Std	10	—	—	—	Blut		—	—	—
		3 Tage	10	—	+	+					

Obduktionsbefunde der Versuchstiere und histopathologische Untersuchung der Nieren

(Von den ausgedehnten histologischen Untersuchungen haben wir im folgenden nur Befunde berücksichtigt, soweit sie unsere Fragestellung betreffen.)

1. Gruppe (intravenöse Injektion — feine Aufschwemmung)

Tierversuch Nr. 3, 30 min

Makroskopisch. In allen Lungenlappen mehrere bis knapp glasstecknadelkopfgroße Blutungen bei erheblicher Hyperämie. Die übrigen Organe, vor allem Leber, Milz und Nieren, ebenfalls hyperämisch. Darüber hinaus keine Befunde an den Organen.

Mikroskopisch. Rechte Niere. Strotzende Blutfüllung, vor allem der Arterien der Rinden-Markgrenze, aber auch der Aa. interlobulares und Arteriolae afferentes wie auch der begleitenden Venen. Gerade letztere sind erheblich erweitert. Die Glomeruli bieten bezüglich der Blutfüllung in den einzelnen Schichten ein verschiedenes Bild. Strotzende Blutfülle besteht im Bereich des Cortex corticis, so daß die Glomeruli hier die Kapselräume völlig ausfüllen. Zur Markgrenze hin erfolgt eine allmähliche Abnahme der Blutstauung, so daß im Mark-Rindenbereich die Malpighischen Körperchen den Kapselraum z.T. noch freilassen. In manchen Glomeruli zeigt die Schlingenwand Verquellungen, in einigen findet sich dabei im Kapselraum Fibrin, vereinzelt auch Erythrocyten (Abb. 1).

Linke Niere entspricht in ihrem Befund der rechten.

Tierversuch Nr. 2660, 60 min

Makroskopisch. Ähnliche Blutungen wie bei Tierversuch Nr. 3, jedoch im allgemeinen kleiner. In der Leber ebenfalls häufig kleinste Hämorrhagien. Milz etwas geschwollen. Beide Nieren etwas fleckig. An den übrigen Organen, insbesondere ableitenden Harnwegen und Genitalien, keine Veränderungen.

Mikroskopisch. Rechte Niere. Wie bei 30 min erhebliche Blutstauung. In einigen Glomeruli Fibrin im Kapselraum, ebenso Erythrocytenaustritte. Die Glomeruli sind stärker geschwollen und wirken daher größer. Es treten Kernauflockerungen auf, die sich durch

Vergrößerung und stärkere Anfärbbarkeit der Kerne verraten. Zerfallene Kerne sind ebenfalls vorhanden, aber noch nicht häufig. Stellenweise kleine Schlingenwandnekrosen in diesen Bereichen.

Linke Niere. Häufig sehr geschwollene Glomeruli, auch beginnende Nekrosen. Im Bereich des Gefäßpols der Glomeruli erscheinen die ortsständigen Zellen geschwollen und vergrößert, auch stärker angefärbt. Vor allem ist dies in der Arteriola afferens kurz vor Eintritt in den Glomerulus der Fall (Polkissen). Im allgemeinen sind diese Veränderungen in beiden Nieren ausgebildet, erscheinen in der linken verschiedentlich aber etwas stärker. Zwischen den Kanälchen des Marks vereinzelt Stellen, in denen ebenfalls eine Betonung der ortsständigen Zellen durch stärkere Anfärbbarkeit deutlich wird.

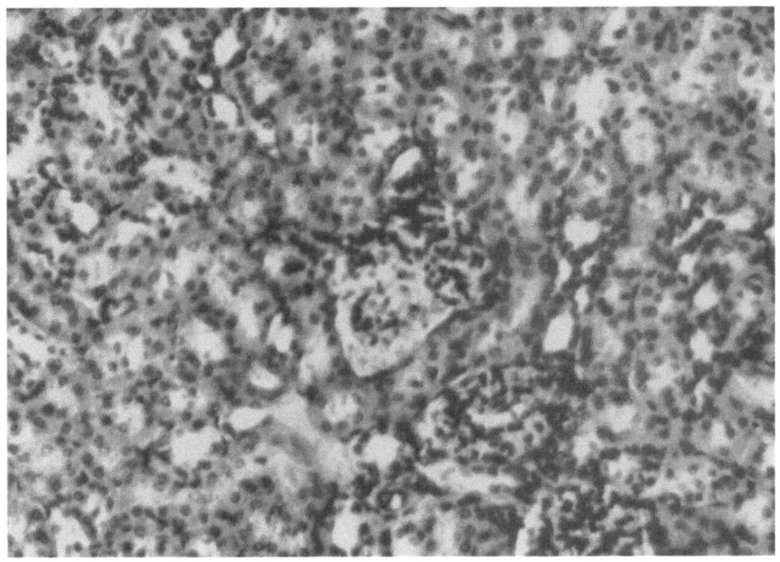

Abb. 1. TV-Nr. 3, 30 min (1. Gruppe). Färbung HE. Erythrocytenaustritte in den Kapselraum. 200fach

Tierversuch Nr. 1, 2 Std

Makroskopisch. Ganz vereinzelt feine Blutpunkte in der rechten Lunge. Milz und Leber hyperämisch. Nieren, ableitende Harnwege und Genitalien unverändert.

Mikroskopisch. Rechte Niere. In nicht wenigen Glomeruli verstärkter Kernreichtum und Schlingenverquellungen. Häufig Auftreten von vermehrten Leukocyten in den Schlingen. Stellenweise Kernverklumpungen und Auflockerungen einzelner Kerne (Abb. 2). Wie beim 60 min-Versuch deutliche Betonung des Gefäßpols.

Linke Niere wie rechte. Vereinzelt kleinere Schlingenwandnekrosen.

Tierversuch Nr. 2768, 6 Std

Makroskopisch. Einzelne flohstichartige Blutpunkte in beiden Lungen. Mäßiggradige Hyperämie der Organe. Milz mit deutlicher Follikelschwellung. Nieren etwas geschwollen. Ableitende Harnwege und Genitalien o. B.

Mikroskopisch. Rechte Niere. In den Glomeruli deutlicherer Leukocytenreichtum. Kernverklumpungen und Kernzerfall. Häufigere Erythrocytenaustritte in den Kapselraum mit Fibrin-Ausschwitzungen. Sonst entspricht der Befund an den Glomeruli wie am Gefäßpol dem bei 2 Std. Im Mark verschiedentlich stärkere Tingierung des Interstitiums und umschriebene verstärkte ödematöse Durchtränkung des Gewebes.

Linke Niere wie rechte.

Tierversuch Nr. 2678, 24 Std

Makroskopisch. Zahlreiche kleine Blutpunkte in beiden Lungen. Leber, Milz und Nieren geschwollen. Keine Herdbildungen. Allgemeine Hyperämie der Organe. Ableitende Harnwege und Genitalien o. B.

Mikroskopisch. Rechte Niere. Ausgeprägte Blutfüllung der Glomeruli. Schlingen in größerem Umfang verquollen mit Zunahme der Leukocyten. In einzelnen Glomeruli sind nur noch die Kerne deutlich abzugrenzen, während die sonstige Wandung völlig verwischt und daher undeutlich, fast strukturlos wirkt. Die Gefäßpole sind noch stärker betont, wobei in ihnen zerfallene, stark angefärbte mononucleäre Zellen deutlich hervortreten, aber hin und wieder Zerfallserscheinungen aufweisen. In den zugehörigen Glomeruli fast immer Fibrin-

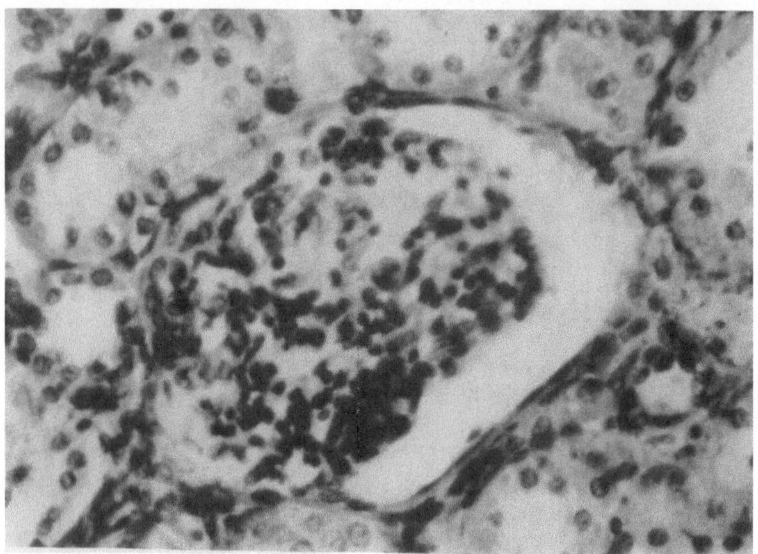

Abb. 2. TV-Nr. 1, 2 Std (1. Gruppe). Färbung HE. Kernverklumpungen und -auflockerungen. 400fach

ausscheidungen und ebenfalls Erythrocytenaustritte. In einzelnen Glomeruli deutlich kleinste Nekrosen mit wenigen Leukocyten in der Umgebung. Auffällig wird auch eine stärkere Betonung der Arteriolae afferentes durch stärkere Anfärbung der Pericyten. Epithelien der Tubuli contorti im Bereich der so veränderten Glomeruli geschwollen und oft nicht scharf gezeichnet. Im Mark ebenfalls und zwar in streifenförmiger Anordnung betonte Tingierung der Zellen des Interstitiums bei ausgeprägter Blutstauung und ödematöser Durchtränkung.

Linke Niere entspricht im wesentlichen der rechten.

Tierversuch Nr. 425, 3 Tage

Makroskopisch. In den Lungen zahlreiche kleinere Atelektasen. Alle Organe hyperämisch. Nieren, ableitende Harnwege und Genitalien frei von Veränderungen.

Mikroskopisch. In beiden Nieren weniger deutliche Glomerulusveränderungen, abgesehen von den schon vorher geschilderten Gefäßpolveränderungen. Allerdings in den Glomeruli verschiedentlich kleinste Ansammlungen mononucleärer Zellen. Ebenfalls sind Herde mononucleärer Elemente erstmalig im Cortex corticis zu sehen, wo sie sich zwischen den Kanälchen einordnen, so daß streifenförmige Infiltrate entstehen. Immer aber besteht im unmittelbaren Bereich dieser Herde ganz an der Oberfläche eine kleinste Blutung.

Tierversuch Nr. 4190, 5 Tage

Makroskopisch. In den Lungen zahlreiche submiliare grau-glasige Herde, vor allem in beiden Lungenunterlappen. Nieren stellenweise etwas fleckig, keine eindeutigen Herdbildungen. Leber und Milz geschwollen. Allgemeine Hyperämie.

Mikroskopisch. Rechte Niere. In einzelnen Glomeruli bereits kleine umschriebene Ansammlungen aus mononucleären und Epitheloidzellen. Diese kleinen Herde heben sich aus dem übrigen Anteil des Glomerulus scharf heraus. Stellenweise in anderen Glomeruli noch kleine Nekrosen mit umgebenden Leukocyten und mononucleären Zellen. Letztere stellenweise auch zwischen den Rindenkanälchen in mehr oder weniger ausgeprägten streifenförmigen Ansammlungen (Abb. 3).

Linke Niere wie rechte.

Tierversuch Nr. 468, 7 Tage

Makroskopisch. Ausgeprägte Miliartuberkulose der Lungen. Leber unverändert. Milz geschwollen mit deutlicher Follikelzeichnung. Multiple kleinste Einziehungen in beiden Nieren. Ableitende Harnwege und Genitalien o.B.

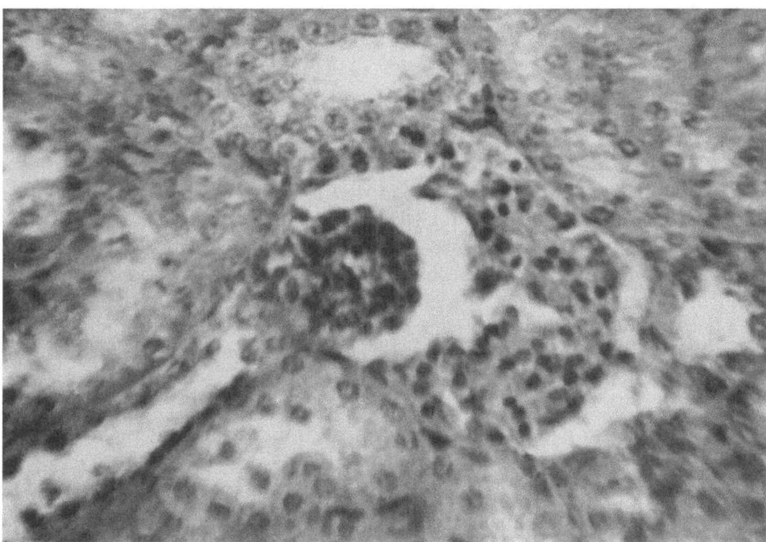

Abb. 3. TV-Nr. 4190, 5 Tage (1. Gruppe). Färbung HE. In Entwicklung begriffener Epitheloidzelltuberkel. 400fach

Mikroskopisch. Rechte Niere. In der Rinde hin und wieder sehr deutliche umschriebene Herde, die aus mononucleären Zellen und Lymphocyten bestehen, während Leukocyten nur vereinzelt zu finden sind. Sie breiten sich zwischen den Kanälchen aus und sind, wie die Serienschnittuntersuchung beweist, auf kleine Ansammlungen aus Epitheloidzellen zurückzuführen, die am Ort eines Glomerulus liegen. Es besteht Tendenz der Herde, sich streifenförmig entlang der Henleschen Schleifen zum Mark hin auszudehnen, jedoch auch zur Oberfläche der Niere. Im Papillenwinkel ebenfalls vereinzelt von Glomeruli ausgehende, noch nicht sehr ausgeprägte Tuberkel, allerdings mit ausgedehnter Wucherung der oben angegebenen Zellen, unter denen die Lymphocyten zahlenmäßig stark vertreten sind. Tuberkelbakterien sind hier nicht zu finden.

Linke Niere. Erhebliche Gefäßpolwucherungen stellenweise, bei denen Tendenz zur Ausbreitung sowohl in den Glomerulus wie auch zu den Tubuli contorti festzustellen ist. Vereinzelt sind in der Entstehung begriffene Tuberkel an den Bereich der Aufzweigung der A. interlobularis gebunden. Im Mark hyaline und Erythrocyten-Cylinder. Außerdem kleine Herde aus mononucleären Zellen und Lymphocyten, die den Verlauf der Kanälchen unterbrechen.

Tierversuch Nr. 413, 15 Tage

Makroskopisch. Mäßig ausgeprägte Miliartuberkulose der Lungen. Leber o.B. Milz leicht geschwollen, ohne deutliche Follikelzeichnung. Nieren fleckig, ableitende Harnwege und Genitalien o.B.

Mikroskopisch. Rechte und linke Niere. In zahlreichen Serienschnitten nur vereinzelt kleine, kaum ausgeprägte Tuberkel. Auch nur wenige intertubuläre Infiltrate aus vorwiegend lymphocytären Elementen an der Rinden-Markgrenze und im Mark.

Tierversuch Nr. 782, 30 Tage

Makroskopisch. Miliartuberkulose der Lungen. Mehrere Tuberkel in Leber und Milz. Nieren anämisch gefleckt, stellenweise kleine seichte Einziehungen der Oberfläche. Keine Veränderungen an den ableitenden Harnwegen und den Genitalien.

Mikroskopisch. Rechte und linke Niere. Hier treten nur ganz vereinzelt Tuberkel auf, die sich auf einen Glomerulus als Ausgangspunkt zurückführen lassen. Lymphocytenwall nur gering ausgeprägt. Keine Verkäsung. Keine Riesenzellen. Keine Tuberkelbakterien. Daneben kommen häufig Herdbildungen in der Rinde vor, die in Serienschnitten nicht auf Tuberkel zurückgehen. Sie breiten sich wie die Tuberkel zur Oberfläche wie zur Mark-Rindengrenze aus. Gegenüber den Tuberkeln besteht der Unterschied darin, daß keine deutliche Epitheloid-zellbildung festzustellen ist. Die Herde wirken etwas geschrumpft. Die großen mononucleären Zellen und Lymphocyten treten stärker hervor (Veränderungen, wie sie CRUGNOLA und SOSTEGNI in Hundenieren häufig sahen). Nach der van-Gieson-Färbung Entwicklung feiner fuchsin-positiver Fäserchen.

Tierversuch Nr. 618, 35 Tage

Makroskopisch. Mehrere miliare Tuberkel in den Lungen. Leber, Milz und Nieren ohne Veränderungen. Ableitende Harnwege und Genitalien o.B.

Mikroskopisch. Rechte Niere. Ganz vereinzelt Tuberkel in der Rinde, ohne Verkäsung. An ihnen kann man erkennen, wie die Glomeruli mit einbezogen worden sind und wie aus ihnen heraus die Epitheloidzellbildung sich abwickelt. Der Kapselraum kann dabei noch erhalten sein. Die den Tuberkel zusammensetzenden Zellen sind wie in einem Reticulum verbunden. Es besteht die Tendenz, sich zum Mark hin fortzusetzen. Der Lymphocytenwall ist nur gering ausgebildet. Infiltrate lymphocytärer Zellen, allerdings nur geringen Ausmaßes, treten in der Mark-Rinderngrenze auf. Ungeheuere Blutstauung des Organs.

Linke Niere. Hier ebenfalls nur ganz vereinzelte Herdbildungen wie rechts.

Tierversuch Nr. 655, 45 Tage

Makroskopisch. Vereinzelt miliare Tuberkel in beiden Lungen. Leber, Milz und Nieren o.B., ebenso ableitende Harnwege und Genitalien.

Mikroskopisch. Rechte und linke Niere. Einige wenige in der Rinde liegende streifenförmige Infiltrate, in denen auch in zahlreichen Serienschnitten nur wenige Epitheloidzellen zu erkennen sind. Vereinzelt ziehen diese Infiltrate zum Mark, auch in Richtung auf den Papillen-winkel.

Zusammenfassung der wesentlichen histologischen Befunde

Bei 30 min Fibrinausschwitzungen und Erythrocytenaustritte sowie Schlingen-wandverquellungen bei erheblicher Hyperämie des Nierengewebes. Nach 1 Std vereinzelt Kernzerfall und Schlingenwandnekrosen. Bei den folgenden Zeit-werten (2, 6 und 24 Std) Verstärkung dieser Veränderungen unter Vermehrung der Leukocyten und Gefäßpolbetonung im Glomerulus. Im Mark stellenweise Zellschädigungen im Interstitium bei ödematöser Durchtränkung des Gewebes. Bei drei Tagen im Glomerulus sowie intertubulär im Bereich der Arteriolae affe-rentes Auftreten von mononucleären Zellen als Vorstufen der Epitheloidzellen, die bei fünf Tagen in kleinen Ansammlungen in der Entwicklung begriffene Tuberkel andeuten. In der folgenden Zeit bis zu 45 Tagen erscheinen in der Rinde nur spärliche, aber ausgebildete Tuberkel ohne Verkäsung, mit geringem Lymphocytenwall, an anderen Stellen schon streifenförmige spezifische tuber-kulöse Herde mit Abheilungstendenz.

2. Gruppe (intravenöse Injektion — gewöhnliche Aufschwemmung)

Tierversuch Nr. 4786, 30 min

Makroskopisch. Allgemeine Hyperämie der Organe. Lungen gebläht. Nieren unverändert, ebenso ableitende Harnwege und Genitalien.

Mikroskopisch. Rechte und linke Niere. Wie im Parallelversuch der 1. Gruppe strotzende Blutfülle der Gefäße und Glomeruli. Hier aber vereinzelt deutlichere Erythrocytenaustritte in den Kapselraum. Auch hier deutlich erkennbare Schlingenwandverquellungen mit stärkerer Auflockerung der Kerne und Kernzerfall.

Tierversuch Nr. 2, 60 min

Makroskopisch. Multiple flohstichartige Blutungen in beiden Lungen. Leber und Milz geschwollen. Nieren deutlich geschwollen und hyperämisch. Ableitende Harnwege und Genitalien o. B.

Mikroskopisch. Rechte Niere. Außerordentliche Blutstauung und Schwellung der Glomeruli. Hin und wieder dunkle Zonen in den Glomeruli, die bei stärkerer Vergrößerung Verquellungen der Schlingenwand und stärkerer Anfärbung der Kerne entsprechen. Vereinzelt auch deutlicher Kernzerfall. Im Kapselraum Fibrin und Erythrocyten. An einer Stelle der Rinde eine kleine Blutung mit Destruierung der Umgebung. Stärkere Betonung des Gefäßpols der Glomeruli. Im Interstitium nicht selten stärkere Tingierung der ortsständigen Zellen, vereinzelt Zellzerfall.

Linke Niere. Veränderungen wie rechts. An einer Stelle ein Glomerulus mit verstärkt gezeichnetem Gefäßpol, in diesem einige zerfallene Tuberkelbakterien.

Tierversuch Nr. 1, 2 Std

Makroskopisch. Sehr viele glasstecknadelkopfgroße frische Blutungen in beiden Lungen. Leber und Milz deutlich geschwollen. Nieren hyperämisch. Ableitende Harnwege und Genitalien unverändert.

Mikroskopisch. Rechte Niere. Glomerulusveränderungen im wesentlichen wie im Parallelversuch der ersten Gruppe, jedoch verschiedentlich deutlichere Schlingenwandschädigungen. Stark gestaute Venen und Lymphgefäße.

Linke Niere. Verstärkte Zeichnung der Gefäßpole. Einzelne Glomeruli geschwollen mit vermehrten Leukocyten. In den Schlingen mancher Glomeruli deutlicher Kernzerfall.

Tierversuch Nr. 2769, 6 Std

Makroskopisch. Zahlreiche kleine Blutpunkte in beiden Lungen. Hyperämie der Organe, vor allem aber der Nieren. Ableitende Harnwege und Genitalien o. B.

Mikroskopisch. Rechte Niere. Glomeruli häufig so stark geschwollen, daß vielfach die Grenze zum Kapselraum nicht zu erkennen ist. Weitere starke Betonung des Gefäßpols. Hier sind die Kerne sehr häufig erheblich geschwollen und nicht selten zerfallen. Leukocyten vermehrt.

Linke Niere entspricht der rechten. Darüber hinaus erscheinen hier ausgeprägte intertubuläre kleine streifenförmige Ansammlungen im Verlauf der Gefäße, die stärker angefärbten Pericyten entsprechen, doch sind auch mononucleäre histiocytäre Elemente zu finden.

Tierversuch Nr. 558, 24 Std

Makroskopisch. Abgesehen von mäßiggradiger Hyperämie keine wesentlichen Veränderungen an den Organen. Nieren frei von Herden, ebenso die ableitenden Harnwege und Genitalien.

Mikroskopisch. Rechte Niere. Stellenweise Ausbreitung der Zellansammlungen vom Gefäßpol auf den Glomerulus. Neben den stark tingierten Pericyten treten mononucleäre Zellen auf, wobei beide Zellarten mantelförmig nicht nur die Arteriolae afferentes, sondern auch schon z. T. die Aa. interlobulares umgeben, während die Arteriolae efferentes in dieser Beziehung kaum hervortreten. Stellenweise Schlingenverklumpungen mit Exsudat im Kapselraum. Hin und wieder im Zentrum der Glomeruli Nekrosen mit Leukocyten in der unmittelbaren Umgebung.

Linke Niere entspricht der rechten. Intertubuläre Infiltrate auch im Mark.

Tierversuch Nr. 36, 3 Tage

Makroskopisch. In allen Lungenlappen mehrere miliare Tuberkel, auch konfluierend. Leber und Milz hyperämisch, ohne Herdbildungen. Nieren ebenfalls hyperämisch mit vereinzelten kleinsten Einziehungen an der Oberfläche.

Mikroskopisch. Rechte und linke Niere. Nekrosen wie beim 24 Std-Versuch. Im Bereich der Gefäßpole neben den mononucleären Zellen in kleinen Gruppen beisammenliegende Epitheloidzellen. Markveränderungen treten in diesen Präparaten deutlicher hervor. Im Anschluß an den Bogen der Henleschen Schleifen in Richtung Nierenbecken besteht nicht selten eine streifige Verwischung der Konturen der Markkanälchen, und zwar durch Wucherung großer mononucleärer Zellen und Lymphocyten. Vereinzelt im Bereich solcher Veränderungen

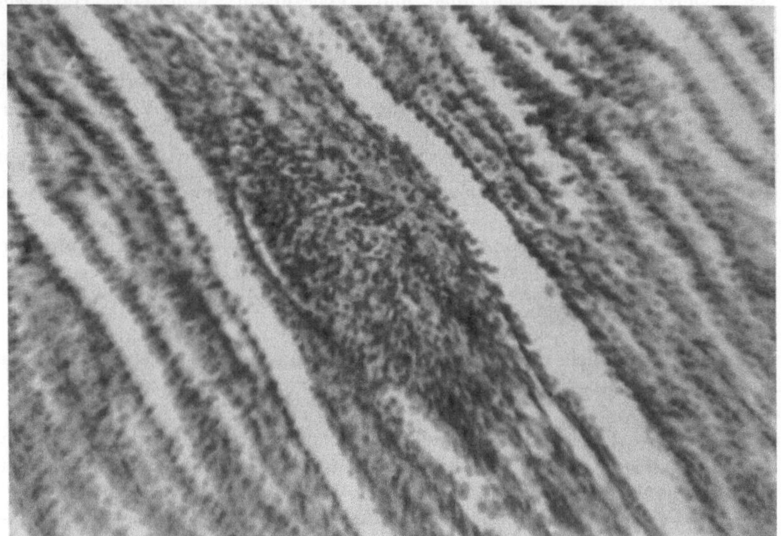

Abb. 4. TV-Nr. 2193, 5 Tage (2. Gruppe). Färbung HE. Beginnende Tuberkelbildung im Mark. 200fach

kleine Nekrosen. Es besteht eine Abhängigkeit dieser Herde von den kleinen arteriellen Gefäßen. Manchmal erscheinen in den Kanälchen des Marks hyaline Cylinder. Nicht selten auch solche aus Erythrocyten. Subepithelial im Papillenwinkel dieselben oben angegebenen Infiltrate.

Tierversuch Nr. 2193, 5 Tage

Makroskopisch. Allgemeine Hyperämie der Organe. Im allgemeinen aber blasse Lungen, die stark gebläht sind. Multiple flohstichartige grau-blasse Herde, vor allem in der rechten Lunge. Leber und Milz geschwollen. In den Nieren zahlreiche flohstichartige grau-blasse-gelbliche Rindenherde.

Mikroskopisch. Rechte Niere. Im allgemeinen stärkere Ausbildung der oben beschriebenen Herdbildungen in Rinde und Mark. Daneben im Mark, und zwar in der Nähe der Rinden-Markgrenze nicht selten kleine Herde, in denen kleine Ansammlungen von Epitheloidzellen von mononucleären Zellen und Lymphocyten umgeben werden (Abb. 4).

Diese Herde gehen, wie Serienschnitte zeigen, von kleinen arteriellen Gefäßen des Markes aus.

Linke Niere wie rechte.

Tierversuch Nr. 422, 7 Tage

Makroskopisch. Mäßiggradige Miliartuberkulose der Lungen. An den übrigen Organen keine Veränderungen, insbesondere nicht an den Nieren, ableitenden Harnwegen und Genitalien.

Mikroskopisch. Rechte und linke Niere. Hier bestehen im großen und ganzen dieselben Veränderungen, wie sie beim entsprechenden Tierversuch der ersten Gruppe gefunden wurden.

Tierversuch Nr. 578, 15 Tage

Makroskopisch. Miliartuberkulose der Lungen. Einzelne miliare Tuberkel in der Leber. Milz geschwollen. Keine Herdbildungen an den Nieren, ableitenden Harnwegen und Genitalien.

Mikroskopisch. Rechte und linke Niere. In der Rinde spärliche kleinere Tuberkel ohne ausgeprägten Lymphocytenwall. Reichlich intertubuläre Infiltrate aus lymphocytären wie auch aus mononucleären Zellen in der Rinden-Markgrenze wie auch nahe der Oberfläche.

Tierversuch Nr. 774, 30 Tage

Makroskopisch. Häufig miliare Tuberkel in beiden Lungen, weniger in der Leber. Follikelschwellung der Milz. In den Nieren häufig Rindentuberkel, nur vereinzelt im Mark. Ableitende Harnwege und Genitalien o. B.

Mikroskopisch. Rechte Niere. Zahlreiche ausgebildete Rindentuberkel mit deutlichen Epitheloidzellen. In perlschnurartiger Anordnung breiten sich die Tuberkel bis zur Oberfläche wie auch zum Mark hin aus. In der Umgebung immer streifenförmige Infiltrate aus mononucleären Zellen und Lymphocyten, und zwar entlang der Kanälchen, die streckenweise zerstört sind. Es besteht immer wieder der Eindruck, daß auch eine Ausbreitung des tuberkulösen Prozesses in den Lymphgefäßen erfolgt. In der Marksubstanz, aber noch in Nähe der Mark-Rindengrenze, hin und wieder Tuberkel. Die davorgeschalteten Kanälchen sind erweitert. In vielen Sammelröhrchen Cylinder aus zusammengesinterten untergehenden Epithelien.

Linke Niere. Im großen und ganzen dieselben Veränderungen wie rechts. Hier wie dort keine Tuberkelbakterien in den Knötchen.

Tierversuch Nr. 604, 35 Tage

Makroskopisch. Mehrere miliare Tuberkel in beiden Lungen. Einzelne corticale Tuberkel in beiden Nieren. Ableitende Harnwege und Genitalien frei von Veränderungen.

Mikroskopisch. Rechte und linke Niere. In beiden Nieren nur vereinzelte Tuberkel, verschiedentlich dichtere intertubuläre Infiltrate. Sie lassen sich bei Serienschnittuntersuchung auf kleine Tuberkel zurückführen. Dieselben Infiltrationen auch im Mark zwischen den Kanälchen, besonders im Bereich der Rinden-Markgrenze.

Tierversuch Nr. 605, 45 Tage

Makroskopisch. Ausgeprägte Miliartuberkulose der Lungen. Erhebliche Hyperämie von Milz und Leber. Einzelne Tuberkel in diesen beiden Organen. Mehrere corticale Tuberkel in beiden Nieren. Im Mark keine Herde erkennbar. Ableitende Harnwege und Genitalien o. B.

Mikroskopisch. Rechte und linke Niere. Wieder Tuberkel in der Rinde, die sich rosenkranzartig zur Mark-Rindengrenze hinziehen und im Zentrum wechselnd stark verkäst sind. Hier sind dann auch Tuberkelbakterien, meist zu mehreren beisammenliegend, zu sehen. Diese Tuberkel sind immer von einem ausgeprägten Lymphocytenwall umgeben. Daneben können aber auch an mehreren Stellen in der Rinde wesentlich kleinere, schon mehr narbige Herde festgestellt werden, in deren Umgebung ein Lymphocytenwall nur angedeutet ist. Im Mark keine wesentlichen Veränderungen.

Zusammenfassung der wesentlichen histologischen Befunde

In den ersten 6 Std im wesentlichen der ersten Gruppe entsprechende Befunde, jedoch deutlicherer Kernzerfall in den Glomeruli. Bei 24 Std Hyperplasie von Gefäßpolen der Glomeruli, darüber hinaus bereits in diesen kleine von Leukocyten umgebene Nekrosen. Stärkeres Hervortreten intertubulärer Infiltrate vorwiegend aus mononucleären Zellen. Auch bei drei Tagen deutliche Glomerulusnekrosen, daneben aber auch schon Bildung kleiner Knötchen aus Epitheloidzellen. Im Mark ebenfalls kleine von Gefäßen abhängige Nekrosen im Bereich von Ansammlungen aus mononucleären Zellen und Lymphocyten. Bei fünf Tagen Vermehrung der Epitheloidzellen in den Knötchenbildungen der Glomeruli. Im Mark

Auftreten von Epitheloidzellen im Zentrum der aus mononucleären Zellen und Lymphocyten bestehenden Herde. Bei sieben Tagen deutliche Tuberkel. Im Gegensatz zur ersten Gruppe in der Folgezeit im allgemeinen häufiger Tuberkel, und zwar in perlschnurartiger Anordnung mit Ausbreitungstendenz zur Oberfläche, vorwiegend aber zum Mark. Im Mark selbst verschiedentlich Tuberkel. Bei 45 Tagen vereinzelt in Abheilung begriffene tuberkulöse Herde.

3. Gruppe (intrakardiale Injektion — feine Aufschwemmung)

Tierversuch Nr. 2577, 30 min

Makroskopisch. Einzelne Blutpunkte in den Lungen. Hyperämie der Organe. Leichte Milzschwellung. Nieren, ableitende Harnwege und Genitalien o. B.

Mikroskopisch. Rechte und linke Niere. Es bestehen hier keine wesentlichen Unterschiede zu den 30 min-Versuchen der ersten und zweiten Gruppe.

Tierversuch Nr. 4372, 60 min

Makroskopisch. Einzelne kleine Blutungen in beiden Lungen. Mäßige Hyperämie der Organe. Nieren, ableitende Harnwege und Genitalien frei von Veränderungen.

Mikroskopisch. Rechte Niere. Bereits schon stärkere Betonung der Gefäßpole einzelner Glomeruli. Auch hier stärkere Verquellung der Glomerulusschlingen, so daß diese nicht mehr zu trennen sind, was beim 30 min-Versuch noch ohne weiteres möglich war. Auch sind nicht selten innerhalb so geschädigter Glomerulusanteile Kerne im Zerfall zu sehen. Hin und wieder findet man Tuberkelbakterien in den Aa. interlobulares und Arteriolae afferentes, in deren Umgebung stellenweise, wie in den entsprechenden Fällen der beiden ersten Gruppen, eine stärkere Tingierung der Pericyten zu beobachten ist. Auch in der Marksubstanz sind intertubulär verschiedentlich dieselben Erscheinungen zu vermerken, wobei in diesen Gewebsanteilen eine ausgesprochene ödematöse Durchtränkung besteht. Auf Grund dieser Vorgänge sind die Konturen von Kanälchen und Gefäßen verwischt.

Linke Niere. Keine wesentlichen Abweichungen von der rechten Niere.

Tierversuch Nr. 2681, 2 Std

Makroskopisch. Einzelne Blutpunkte in den Lungen. Milz, Leber und Nieren o. B., ebenso ableitende Harnwege und Genitalien.

Mikroskopisch. Rechte Niere. Ebenfalls wieder starke Verquellung der Glomerulusschlingen. Dadurch füllt der Glomerulus häufig den ganzen Kapselraum aus. Im Vergleich zum 30 min-Versuch jetzt deutlich vermehrte Leukocyten, überhaupt stärkerer Kernreichtum. An einzelnen Stellen aber auch Kernzerfall und mehrere Tuberkelbakterien (Abb. 5 und 6). Auch die Gefäßpole sind an manchen Glomeruli vergrößert und reichen weit in denselben hinein. Im Mark kleinste intertubuläre Verdichtungsherde mit Infiltrationen weniger Leukocyten und Verwischung der Kanälchenkonturen.

Linke Niere entspricht der rechten.

Tierversuch Nr. 4380, 6 Std

Makroskopisch. Hin und wieder kleine Blutungen in beiden Lungen. Allgemeine Hyperämie der Organe. An der Oberfläche der Nieren zahlreiche kleinste dunkle Einziehungen. Ableitende Harnwege und Genitalien frei von Veränderungen.

Mikroskopisch. Rechte und linke Niere. Auch hier Nekrosen in den Glomeruli mit vermehrten Leukocyten, sonst wie unter Nr. 2681.

Tierversuch Nr. 2529, 24 Std

Makroskopisch. Kleinste Blutungen in beiden Lungen. Nieren, ableitende Harnwege und Genitalien frei von Veränderungen.

Mikroskopisch. Rechte und linke Niere. Auffällig sind immer wieder intertubuläre Ansammlungen, vornehmlich an der Mark-Rindengrenze. Sie bestehen aus mononucleären Zellen,

die verschiedentlich Abbauprodukte von Tuberkelbakterien in Gestalt braun-schwarzer
Körnchen phagocytiert haben. Vereinzelt sind auch Reste zerfallener Tuberkelbakterien in
ihnen zu erkennen (Abb. 7). Daneben sind auch die Pericyten geschwollen und anscheinend

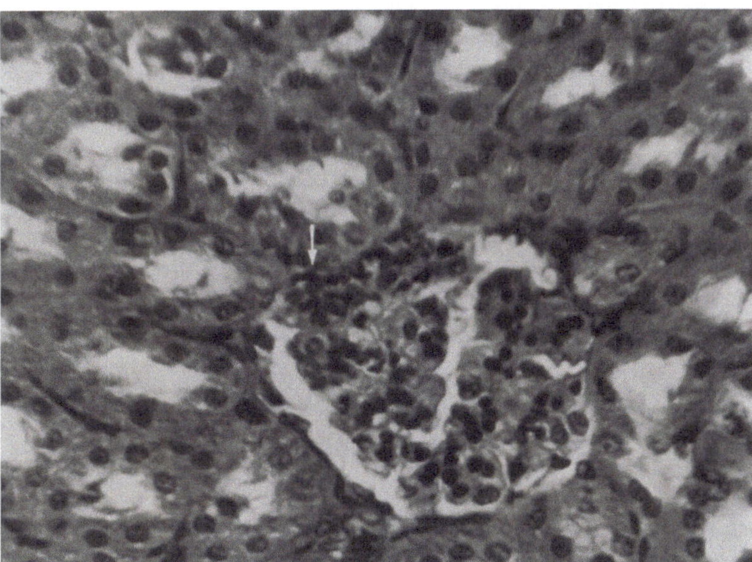

Abb. 5. TV-Nr. 2681, 2 Std (3. Gruppe). Färbung Z.N. Glomerulusnekrose mit Tuberkelbakterien. 400fach

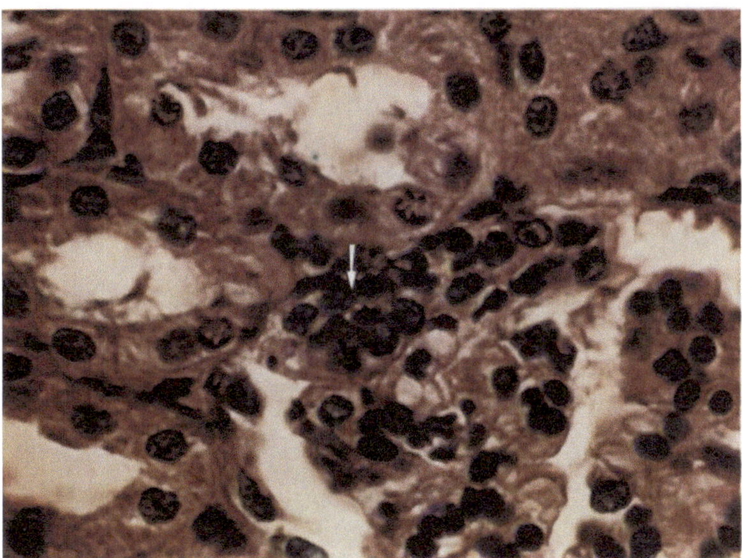

Abb. 6. TV-Nr. 2681, 2 Std (3. Gruppe). Färbung Z.N. Wie Abb. 5. 800fach

auch vermehrt. In kleineren Ansammlungen liegen größere Zellen, deren Kern heller und
blasiger ist. Gleiche Ansammlungen, allerdings kleiner, auch im Mark. Diese Zellkomplexe
begleiten verschiedentlich eine A. interlobaris und ihre Verzweigungen. Kleinste Nekrosen
finden sich an der Aufteilungsstelle der Aa. interlobulares, wobei auch diese mantelartig von
Infiltraten umgeben werden. Überhaupt ist vor allem die Wand der kleinen Arterien der

3*

Rinde manchmal erheblich aufgelockert, außerordentlich verquollen, wobei die Gefäßwand-
zellen blasig aufgetrieben erscheinen. Besonders treten manche Gefäßpole in den Vordergrund.
Ihre Zellen haben ebenfalls braun-schwarze Körnchen phagocytiert. In den Glomeruli Kernverklumpungen und kleine Nekrosen.

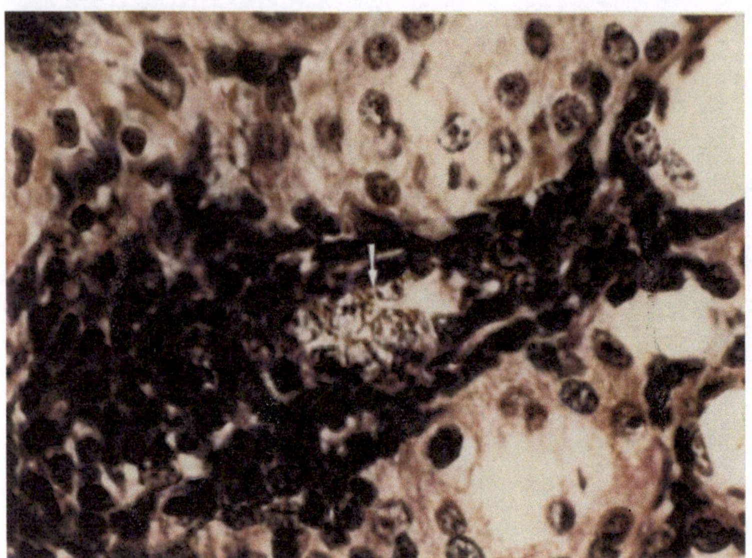

Abb. 7. TV-Nr. 2529, 24 Std (3. Gruppe). Färbung Z.N. Intertubuläre Infiltrate an der Mark-Rindengrenze mit
Resten von Tuberkeln. 800fach

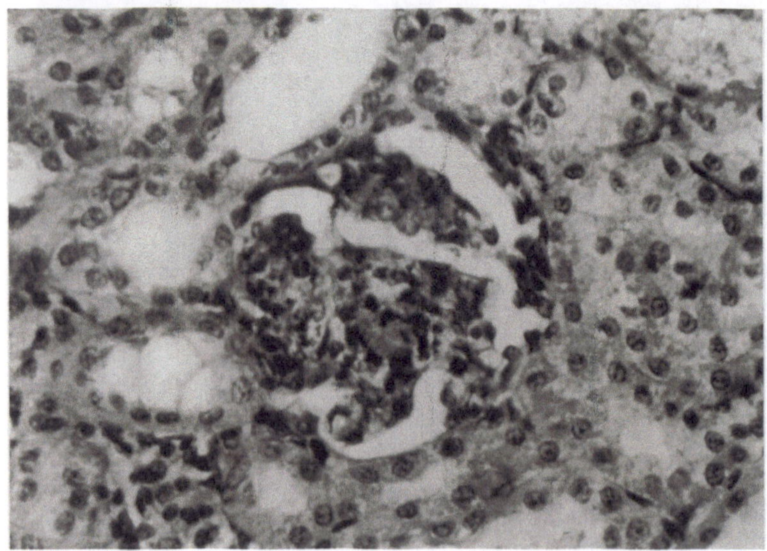

Abb. 8. TV-Nr. 2458, 3 Tage (3. Gruppe). Färbung H.E. Glomerulusnekrosen. 400fach

Tierversuch Nr. 2458, 3 Tage

Makroskopisch. Vereinzelte frische miliare Tuberkel in beiden Lungen. Leber unverändert.
Milz mit deutlicher Follikelzeichnung. Nieren, ableitende Harnwege und Genitalien frei von
Veränderungen.

Mikroskopisch. Rechte und linke Niere. Vereinzelt kleine Nekrosen in den Glomeruli, im Gefäßpolbereich aber auch unabhängig davon (Abb. 8). In wenigen Glomeruli um diese Nekrosen herum bereits Entwicklung kleiner Ansammlungen aus Epitheloidzellen. Intertubuläre Infiltrate in diesen Nieren nur spärlich.

Tierversuch Nr. 4374, 5 Tage

Makroskopisch. Allgemeine Hyperämie der Organe. Einzelne flohsticharte Blutungen in den Lungen, ebenfalls aber auch kleinste schwach grau-blasse Herde. In beiden Nieren

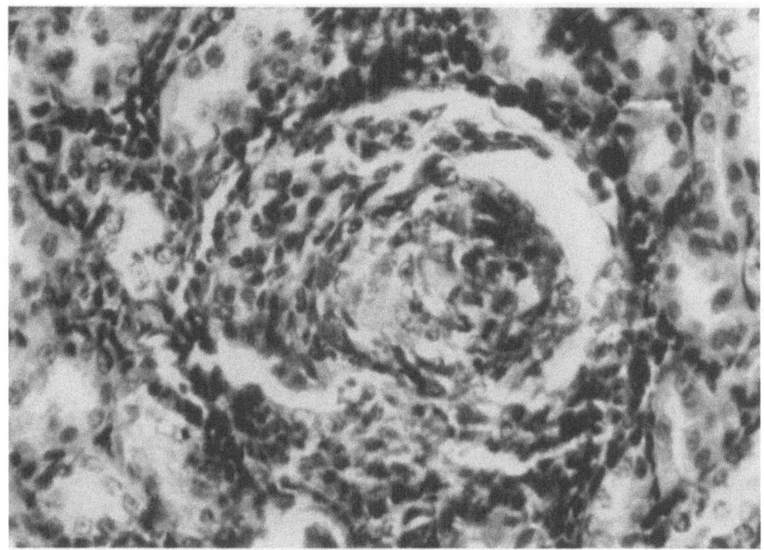

Abb. 9. TV-Nr. 2668, 7 Tage (3. Gruppe). Färbung HE. Beginnende Tuberkelbildung. 400fach

fleckige Zeichnung, vor allem häufig submiliare blaß-graue Herde, durch die Kapsel schimmernd.

Milz und Leber geschwollen.

Mikroskopisch. Rechte und linke Niere. In zahlreichen Glomeruli gut erkennbare, von Leukocyten umgebene und durchsetzte Nekrosen mit wechselnd dichten Ansammlungen aus mononucleären Zellen und Epitheloidzellen. Zunahme der Epitheloidzellen gegenüber dem 3 Tage-Versuch. Häufig sind die Nekrosen im Bereich des Gefäßpols und der A. afferens anzutreffen.

Tierversuch Nr. 2668, 7 Tage

Makroskopisch. Einzelne miliare Tuberkel in beiden Lungen, ebenso ganz vereinzelt in der Milz. Einzelne Tuberkel an der Oberfläche beider Nieren. Ableitende Harnwege und Genitalien o. B.

Mikroskopisch. Rechte Niere. Ähnliche, aber deutlichere Veränderungen wie im Parallelversuch der zweiten Gruppe (Nr. 422). Vor allem sieht man einzelne Glomeruli, deren Gefäßpol gewuchert ist, wobei man ferner schon Epitheloidzellen erkennt, die in ihrer Gesamtheit einen Teil des Glomerulus einnehmen (Abb. 9). Es sind aber auch noch kleine Nekrosen zu finden, von Leukocyten umgeben. Ebenfalls sieht man z. T. noch erhaltene Schlingen. Lymphocytäre Elemente treten kaum auf.

Linke Niere. Intertubuläre Infiltrate in Mark und Rinde, etwas stärker betont als in der rechten Niere. Glomerulusveränderungen wie rechts.

Tierversuch Nr. 2546, 15 Tage

Makroskopisch. Zahlreiche miliare Tuberkel in beiden Lungen, einzelne in Milz und Leber. Reichlich miliare, auch konfluierende Tuberkel in der Rinde beider Nieren. Keine Herde in den ableitenden Harnwegen und Genitalien.

Mikroskopisch. Rechte und linke Niere. Sehr viele Tuberkel in der Rinde, auch im Cortex corticis. Streifenförmig auftretende Lymphocytenherde, die entlang der Kanälchen laufen, sind auf Tuberkel in der Rinde zurückzuführen. Auch die zum Mark hin sich ausbreitenden Infiltrationen gehen von Tuberkeln aus. Im Bereich der Mark-Rindengrenze wie im Mark selbst, und zwar entlang und unter Zerstörung der Gefäße, bestehen streifenförmige Ansammlungen aus Leukocyten, mehr aber aus Lymphocyten und den großen mononucleären Zellen.

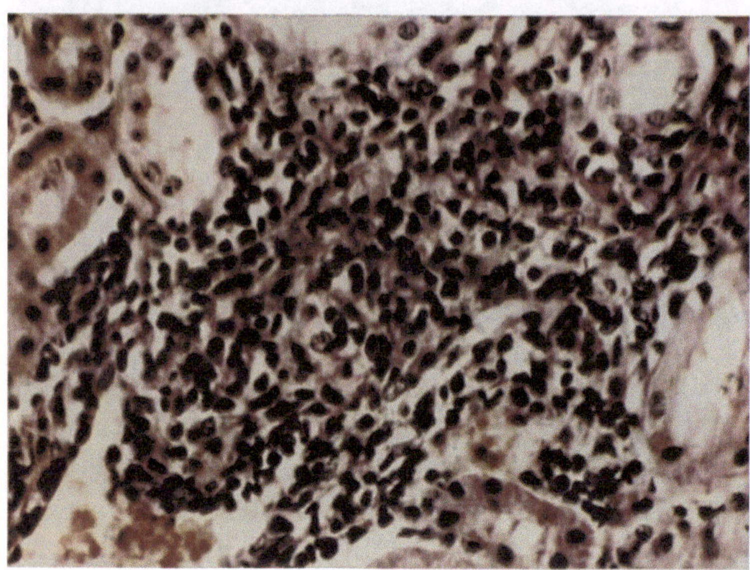

Abb. 10. TV-Nr. 2546, 15 Tage (3. Gruppe). Färbung Z.N. Einbruch tuberkulösen Granulationsgewebes in ein venöses Gefäß. 400fach

Auch im Winkel zwischen zwei Papillen kommen Tuberkel vor. In allen auftretenden recht verschieden großen Tuberkeln, von denen einige den Bereich mehrerer Glomeruli umfassen, sind Verkäsungen nicht festzustellen. Dagegen sind verschiedentlich noch in ihnen Leukocytenansammlungen zu erkennen. Allerdings kommen spärliche Riesenzellen vom Langhans-Typ vor. Tuberkelbakterien sind nicht zu finden. Hin und wieder deutliche Einbrüche in venöse Gefäße (Abb. 10). Die meisten der Tuberkel sind in der Nähe der Oberfläche unter dem Cortex corticis lokalisiert. In Richtung auf die Mark-Rindengrenze, manchmal perlschnurartig angeordnet, nehmen sie dann an Zahl ab und kommen in letzterem Gebiet nur vereinzelt vor. Hier erscheinen aber noch die oben angegebenen Infiltrate in den Lymphgefäßen, die die Arterien begleiten. Im Mark in vielen Schnitten nur die schon beschriebenen intertubulären Infiltrate.

Tierversuch Nr. 2413, 30 Tage

Makroskopisch. Geringe Miliartuberkulose der Lungen. Einzelne Tuberkel in der Leber. Milz geschwollen, jedoch ohne Herdbildungen. Beide Nieren deutlich vergrößert. In ihnen multiple, manchmal dichtstehende konfluierende Tuberkel in der Rinde. Im Mark keine eindeutigen Veränderungen. Ableitende Harnwege und Genitalien ohne Herdbildungen.

Mikroskopisch. Rechte Niere. Häufig konfluierte Tuberkel, die über das Niveau der Oberfläche vorstoßen. Erstmalig in dieser Gruppe im Zentrum verschiedener Knötchen mehr oder weniger ausgeprägte Verkäsung. Innerhalb des Käses dann auch immer Ansammlung von Tuberkelbakterien.

Linke Niere. Veränderungen wie rechts. Daneben aber auch schon einige wenige schon narbig anmutende Herde, die von der an dieser Stelle etwas eingezogenen Oberfläche bis zum Mark reichen und ihren Einfluß in den Sammelröhren noch in Gestalt hyaliner und Epithelcylinder geltend machen. Interstitium in diesen Gebieten erheblich ödemisiert.

Tierversuch Nr. 567, 35 Tage

Makroskopisch. Mäßiggradige Miliartuberkulose der Lungen. Einzelne Tuberkel in der Leber. Deutliche Hyperämie aller Organe. Beide Nieren auf fast das Doppelte vergrößert. Zahlreiche z.T. konfluierende Tuberkel, überwiegend in der Rinde. Ableitende Harnwege und Genitalien ohne Herdbildungen.

Mikroskopisch. Rechte und linke Niere. Zahlreiche konfluierende Tuberkel in der Rinde mit vereinzelten Riesenzellen vom Langhans-Typ. Es besteht Ausbreitungstendenz zum Mark. Hier vereinzelte verkäste Knötchen, wobei sich aber im zugehörigen Rindenanteil ebenfalls Tuberkel finden. Auch in den Seitenanteilen der Papillen deutliche Infiltrate aus mononucleären Zellen und Lymphocyten. In den Markkanälchen hyaline und Epithelcylinder, in den Zellen erhebliche Kernpyknosen.

Tierversuch Nr. 515, 45 Tage

Makroskopisch. Ausgedehnte Miliartuberkulose der Lungen. Zahlreiche konfluierende verkäste Tuberkel. Multiple miliare Tuberkel in Leber und Milz. Zahlreiche teilweise konfluierende verkäste Tuberkel in der Rinde beider Nieren, wesentlich geringer in der Marksubstanz. Ableitende Harnwege und Genitalien ohne Herdbildung.

Mikroskopisch. Rechte und linke Niere. Ausgedehnte Tuberkelbildung. Meist konfluieren die Knötchen und sind dabei vielfach im Zentrum verkäst. Jetzt sind fast immer Tuberkelbakterien in Ansammlungen wie auch Langhanssche Riesenzellen zu finden. Die Ausbreitung zur Pyramide erfolgt im Bereich der Henleschen Schleifen bis in die Höhe der Papillen. Innerhalb der Kanälchen oft verkästes Material mit Tuberkelbakterien. Rund herum dann Tuberkel, länglich, der Gestalt der Kanälchen angepaßt.

Zusammenfassung der wesentlichen histologischen Befunde

Wie in den beiden ersten Gruppen die dort schon geschilderten Anfangsläsionen, allerdings beim 2 Std-Wert Schädigungen deutlicherer Ausprägung. Bei 6 Std und 24 Std größere Glomerulusnekrosen mit vermehrten Leukocyten. Außerdem intertubuläre Infiltrate in Rinde und Mark aus vorwiegend mononucleären Zellen mit Resten von Tuberkelbakterien und ihren Abbauprodukten in Form braun-schwarzer Körnchen. Bei drei Tagen kleine Ansammlungen aus Epitheloidzellen in der Umgebung der Nekrosen innerhalb der Glomeruli. Bei fünf Tagen neben größeren von eosinophilen Leukocyten durchsetzten Nekrosen innerhalb der Glomeruli weitere Zunahme der Epitheloidzellen. Noch deutlichere Herde derselben Beschaffenheit bei 7 Tagen und bei 15 Tagen. Auftreten vieler unverkäster Tuberkel in der Rinde mit nur vereinzelten Langhansschen Riesenzellen, ohne Tuberkelbakterien. Perlschnurartige Anordnung der Tuberkel in Richtung auf das Mark, dabei auch Einbruch in venöse Gefäße. In der Folgezeit bis zu 45 Tagen ebenfalls zahlreiche Tuberkel, jetzt aber verkäst. Bei 45 Tagen mit Tuberkelbakterien in den verkästen Bezirken. Auch im Mark verkäste Knötchen, von den Kanälchen ausgehend. Vereinzelt aber auch Herde mit beginnender narbiger Umwandlung.

4. Gruppe (intrakardiale Injektion — gewöhnliche Aufschwemmung)

Tierversuch Nr. 2687, 30 min

Makroskopisch. Vereinzelte bis glasstecknadelkopfgroße Blutungen in der rechten Lunge. Allgemeine Hyperämie der Organe. Leichte Schwellung von Leber und Milz, ebenso der Nieren. Ableitende Harnwege und Genitalien unauffällig.

Mikroskopisch. Rechte und linke Niere. Außerordentliche Blutstauung, vor allem der Venen der Mark-Rindengrenze. Häufig Nekrosen der Glomeruli, meist in ihren Randgebieten auftretend. Stellenweise deutliche Erythrocytenaustritte.

Tierversuch Nr. 2781, 60 min

Makroskopisch. In den Lungen keine Herdbildungen zu erkennen. Leber und Milz etwas geschwollen. Nieren sehr fleckig. Einzelner kleiner Blutpunkt in der Milz. Ableitende Harnwege und Genitalien o. B.

Mikroskopisch. Rechte Niere. Außerordentliche Schwellung der Glomeruli mit Kernvermehrung. Auftreten von Leukocyten. Wie schon vorher, vereinzelt Erythrocytenaustritte und Fibrinausscheidung in den Kapselraum.

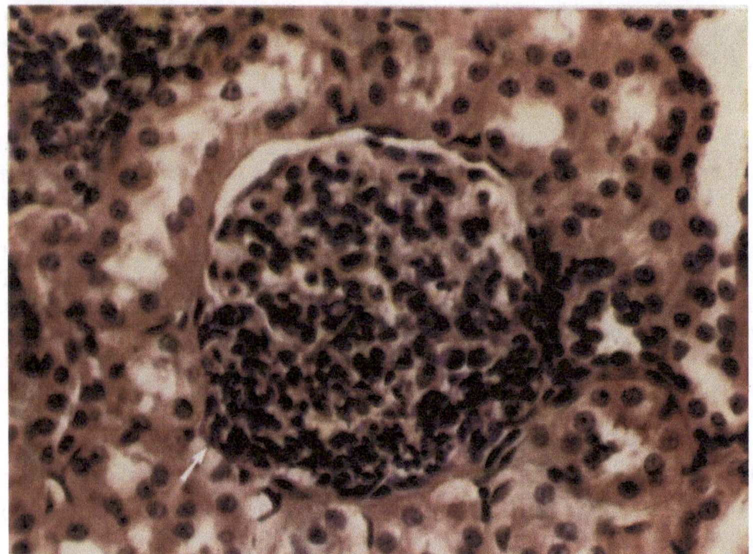

Abb. 11. TV-Nr. 2578, 6 Std (4. Gruppe). Färbung HE. Nekrose im Glomerulus. 400fach

Linke Niere. Veränderungen wie rechts. An einer Stelle ganz an der Oberfläche der Rinde eine kleine Nekrose mit Blutung in die Umgebung und Ödemisierung. Wenige Leukocyten in den Randgebieten.

Tierversuch Nr. 2197, 2 Std

Makroskopisch. Allgemeine Hyperämie. Akutes Lungenemphysem. Nieren völlig frei von umschriebenen Veränderungen. Milz etwas geschwollen.

Mikroskopisch. Rechte Niere. In zahlreichen Glomeruli kleine Nekrosen mit Leukocytenansammlungen und vereinzelten Tuberkelbakterien. Sehr häufig mehr oder weniger umschriebene Schlingenwandverquellungen. Kernverklumpungen und Kernzerfall. Glomeruli bei strotzender Blutfülle vergrößert. Nicht selten Erythrocytenaustritte und an den Abgangsstellen der Arteriolae afferentes aus der A. interlobularis hin und wieder Auflockerungen der Gefäßwand mit Kernzerfall, dasselbe in den angrenzenden Kanälchen. Auch im Mark kleinste Herdbildungen. In ihnen sieht man ebenfalls die Wand der kleinen Arterien aufgelockert und die Epithelien der angrenzenden Kanälchen verquollen, ihre Kerne aufgelockert und verschiedentlich zerfallen.

Linke Niere wie rechte.

Tierversuch Nr. 2578, 6 Std

Makroskopisch. Kleinste Blutungen in geringer Zahl in beiden Lungen. Wenige feine Blutpunkte in den Nieren bei ausgeprägter anämischer Fleckung. Ableitende Harnwege und Genitalien o. B.

Mikroskopisch. Rechte Niere. Nicht selten auffällige Verdichtung und Vergrößerung der Gefäßpole mit teilweiser Ausbreitung auf den Glomerulus. Manchmal kleine Nekrosen im Polbereich (Abb. 11). Im Zentrum der Nekrosen vielfach Ansammlung von Tuberkelbakterien

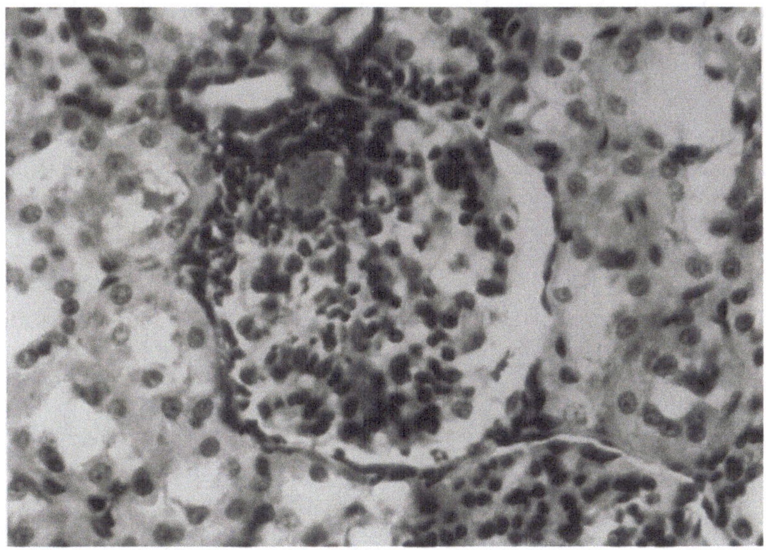

Abb. 12. TV-Nr. 2578, 6 Std (4. Gruppe). Färbung Z.N. Ansammlung von Tuberkelbakterien innerhalb einer Nekrose. 400fach

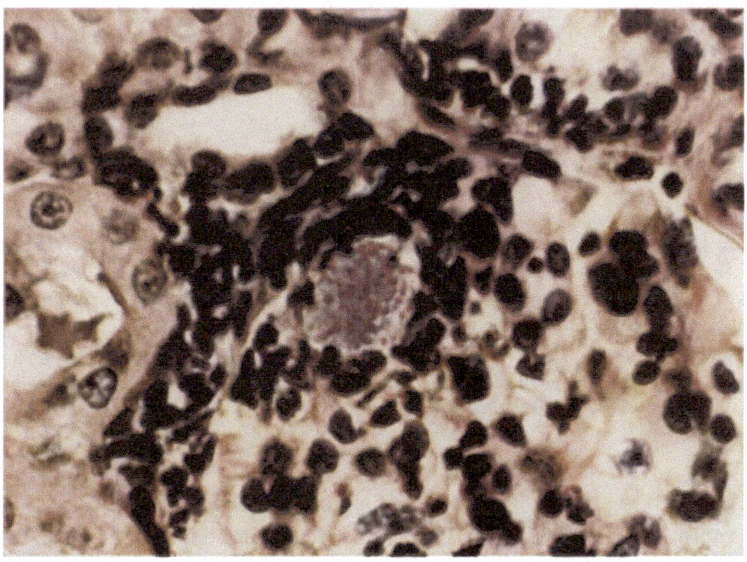

Abb. 13. TV-Nr. 2578, 6 Std (4. Gruppe). Färbung Z.N. Wie Abb. 12. 800fach

(Abb. 12 und 13). In der Umgebung wie aber auch sonst im Glomerulus Leukocyten, von denen einzelne Tuberkelbakterien phagocytiert haben. Es kommen aber auch Glomeruli vor, in denen innerhalb kleinster Schlingennekrosen nur einzelne Tuberkelbakterien zu finden sind. An einigen Aa. interlobulares ausgesprochene Wandnekrosen mit Blutung in die Umgebung.

Hin und wieder auch Nekrosen der Arteriolae afferentes in Nähe der Arteria interlobularis mit Wandschädigung der umgebenden Tubuli contorti.

Linke Niere. Glomerulusläsionen wie rechts. Wie in der rechten Niere sind in der linken einige Markherde zu beobachten, die sowohl rundliche wie streifenartige Gestalt angenommen haben. Bei stärkerer Vergrößerung erkennt man, daß sie von kleinen leukocytär durchsetzten Nekrosen ausgehen. Auch hier erscheinen die größeren histiocytären Elemente, ebenfalls einige Lymphocyten. Solche Herde treten auch an der seitlichen Papillenwand auf, wobei sie das Papillenepithel vorwölben.

Tierversuch Nr. 2575, 24 Std

Makroskopisch. Vereinzelte kleine Blutungen in den Lungen. Leber und Milz etwas hyperämisch. Nieren stark gefleckt. Ableitende Harnwege und Genitalien unverändert.

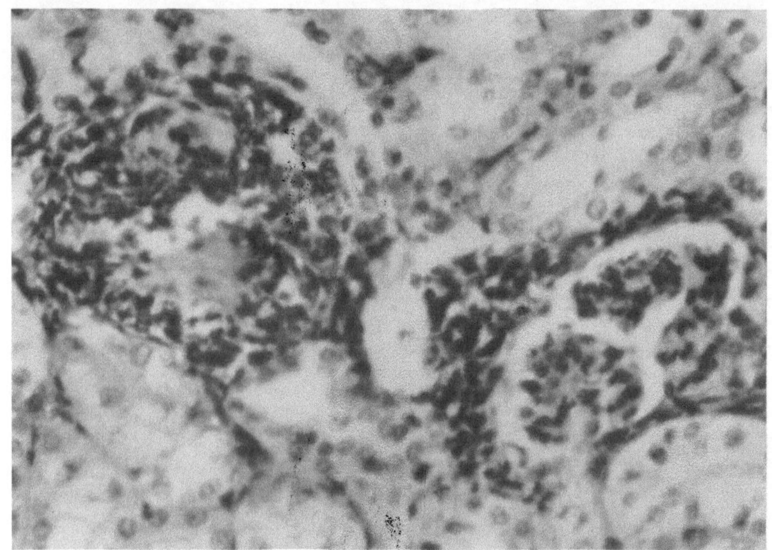

Abb. 14. TV-Nr. 2575, 24 Std (4. Gruppe). Färbung HE. Nekrosen im Glomerulus. 400fach

Mikroskopisch. Rechte Niere. Hier wieder, wie beim 6 Std-Versuch, und zwar im Bereich des Gefäßpols wie auch verstreut im Glomerulus Nekrosen (Abb. 14). In ihnen nicht selten Tuberkelbakterien. Nekrosen kommen aber auch außerhalb der Glomeruli im Verlauf von Arteriae interlobulares vor, wie durch Serienschnitte bewiesen werden kann. Vom zerstörten Gefäß aus ist der Durchbruch in ein Kanälchen erfolgt (Abb. 15).

Linke Niere. Vereinzelt sind zwei benachbarte Glomeruli durch Nekrosen und Leukocyten-Infiltrate miteinander verbunden. Dazwischenliegende Kanälchen und Gefäße sind zerstört. Im Mark die schon beschriebenen Infiltrate.

Tierversuch Nr. 1157, 3 Tage

Makroskopisch. Miliare z.T. konfluierte Tuberkel in beiden Lungen. Leber und Milz etwas geschwollen. Milz mit deutlicher Follikelzeichnung. In beiden Nieren ganz vereinzelt kleinste rötliche oder grau-rötliche Herde. Ableitende Harnwege und Genitalien o.B.

Mikroskopisch. Rechte und linke Niere. Zahlreiche Nekrosen auch mit Tuberkelbakterien in den Glomeruli. Umwandlung der zelligen Elemente des Glomerulus in große Zellen mit hellerem Kern (Abb. 16). Wie von HUEBSCHMANN angegeben, haben auch wir den Eindruck, daß im Glomerulus die Epitheloidzellen sich nur aus den Endothelien entwickeln. Aa. interlobulares mit manchmal dickem Mantel aus mononucleären Zellen. Im Mark keine wesentlich anderen Veränderungen als beim vorhergehenden Versuch.

Tierversuch Nr. 4379, 5 Tage

Makroskopisch. Allgemeine Hyperämie der Organe. Ganz vereinzelt Blutpunkte in beiden Lungen. Leber und Milz geschwollen. In beiden Nieren etwa stecknadelkopfgroße blaßgraue etwas verschwommene Herde.

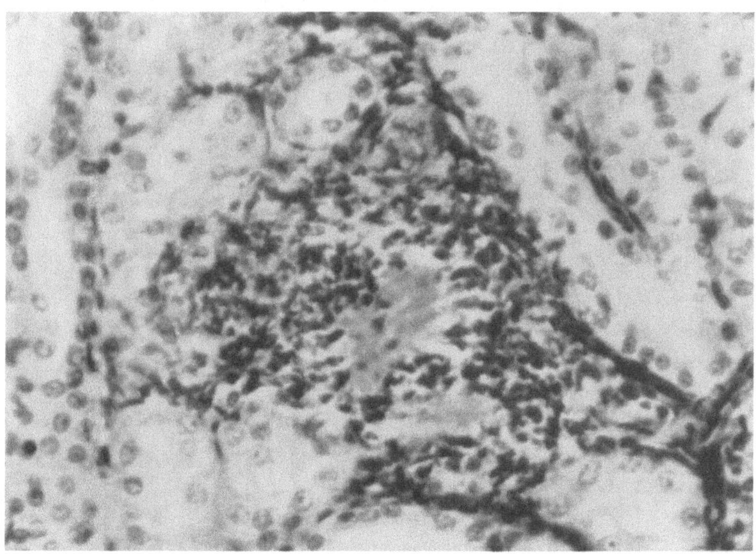

Abb. 15. TV-Nr. 2575, 24 Std (4. Gruppe). Färbung HE. Durchbruch von Nekrosen in Kanälchen. Intertubuläre Infiltrate. 400fach

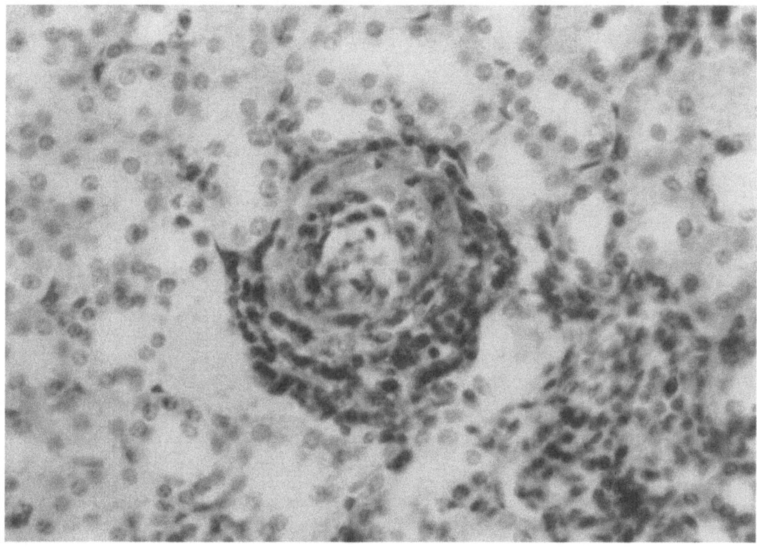

Abb. 16. TV-Nr. 1157, 3 Tage (4. Gruppe). Färbung HE. Beginnende Tuberkelbildung. 400fach

Mikroskopisch. Rechte und linke Niere. Stärkere Ausprägung der im 3 Tage-Versuch geschilderten Herde. Zunahme der Epitheloidzellen. Stellenweise meist beginnende Ausbildung der Tuberkel (Abb. 17). Hin und wieder Glomeruli, die noch eindeutige größere Nekrosen zeigen, an denen noch die Anordnung der Schlingen zu erkennen ist. In der Um-

gebung zahlreiche, manchmal dichte Ansammlungen von eosinophilen Leukocyten, darüber
hinaus Entwicklung von mononucleären Zellen und Epitheloidzellen. Ansammlungen von
Lymphocyten (Abb. 18).

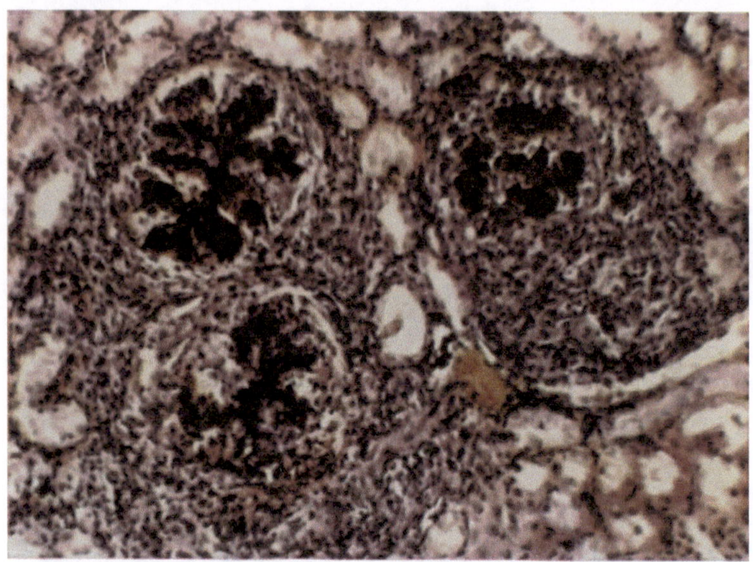

Abb. 17. TV-Nr. 4379, 5 Tage (4. Gruppe). Färbung HE. Glomerulusnekrosen, an denen die Anordnung der
Schlingen noch erkennbar ist, mit beginnender Tuberkelbildung. 160fach

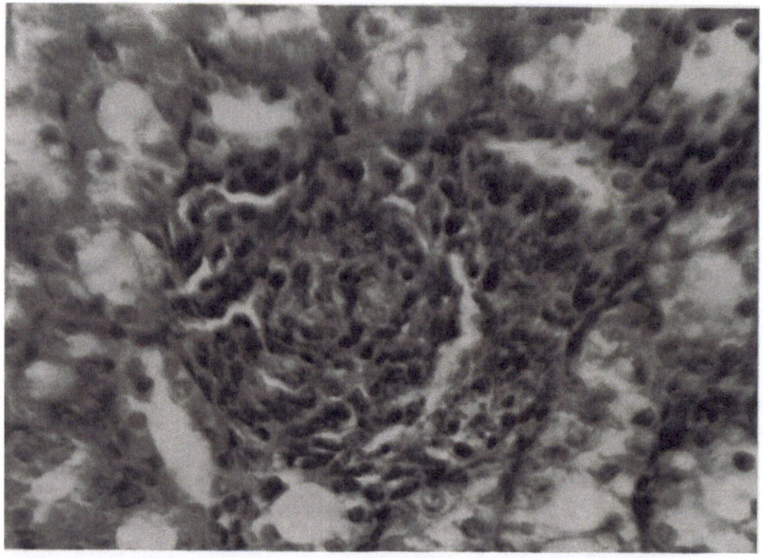

Abb. 18. TV-Nr. 4379, 5 Tage (4. Gruppe). Färbung HE. Beginnende Tuberkelbildung. 400fach

Tierversuch Nr. 2176, 7 Tage

Makroskopisch. Mehrere miliare Tuberkel in den Lungen. Milz deutlich geschwollen.
In beiden Nieren mehrere miliare auf die Rinde beschränkte Tuberkel. Ableitende Harnwege
und Genitalien ohne Herdbildungen.

Mikroskopisch. Rechte Niere. Zahlreiche Rindentuberkel, die von Glomeruli ausgehen. In manchen Glomeruli sieht man stellenweise noch erhaltene Schlingen, während die anderen Anteile von Zellwucherungen eingenommen werden, in denen noch Leukocyten (reichlich eosinophile) vorkommen und außerdem wenige Epitheloidzellen erscheinen. Tuberkelbakterien sind nicht zu finden. Von diesen Herden aus erfolgt der Einbruch in die Tubuli contorti und Schaltstücke, wobei nach allen Richtungen im Interstitium dichte zellige Infiltrate aus den mononucleären Elementen und Lymphocyten sich ausdehnen. Dabei werden die Kanälchen häufig geradezu komprimiert.

Linke Niere. Neben den oben geschilderten Veränderungen auch vereinzelte Herde in der Rinde, die schon weiter produktiv fortgeschritten sind (Abb. 19). Wie in der rechten Niere,

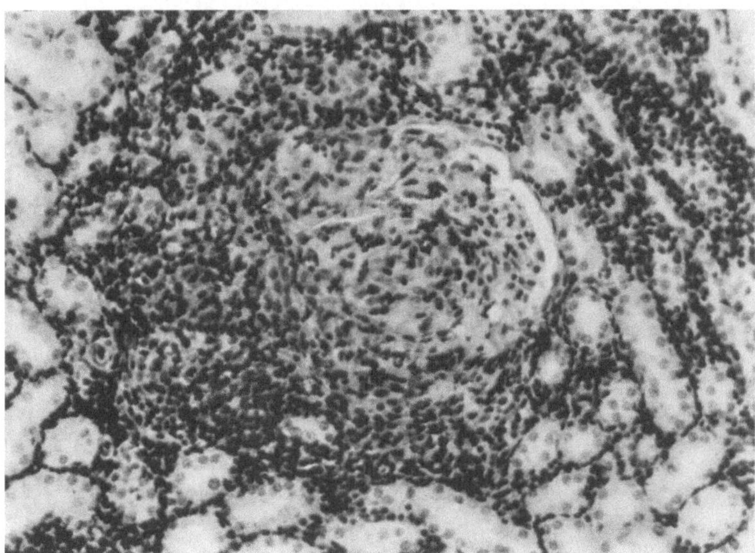

Abb. 19. TV-Nr. 2176, 7 Tage (4. Gruppe). Färbung HE. Ausgebildeter Tuberkel, vom Glomerulus ausgegangen. 200fach

so auch hier keine Riesenzellen in den Knötchen zu finden. Im Mark dieselben Infiltrationen oben angegebener Zusammensetzung im Interstitium.

Tierversuch Nr. 2177, 15 Tage

Makroskopisch. Vereinzelt miliare Tuberkel in den Lungen. Leber o.B. Milz etwas geschwollen. In beiden Nieren mehrere miliare Tuberkel in der Rinde. Ableitende Harnwege und Genitalien ohne Herdbildungen.

Mikroskopisch. Rechte Niere. Ähnliche Veränderungen wie im Parallel-Versuch der dritten Gruppe. Es ist deutlich zu erkennen, wie die Tuberkel aus Glomeruli hervorgehen. Auch hier wieder von der Rinde sich ausdehnende perlschnurartig aneinandergereihte Tuberkel in Richtung Mark. In den Knötchen häufig, allerdings nur einzelne, vielkernige Riesenzellen vom Langhans-Typ. Die meisten Tuberkel liegen in den obersten Schichten der Rinde an der Grenze zum Cortex corticis. Immer wieder auch hier Ansammlungen von mononucleären Zellen und Lymphocyten in den perivasculären Lymphgefäßen wie auch sonst im Interstitium. Gerade die größeren Gefäße, also die Aa. interlobares, zeigen vielfach mantelartige Ansammlungen der oben angegebenen Zellen. In den Tuberkeln selbst kommen keine käsigen Bezirke vor. Auch gelingt es nicht, in den Epitheloidzellverbänden Tuberkelbakterien zu finden, dagegen sieht man häufiger die schon erwähnten phagocytierten Abbauprodukte der Tuberkelbakterien als braun-schwarze Körnchen in den Zellen. Im Mark wie auch in der Mark-Rindengrenze einige wenige Knötchen, daneben aber auch vereinzelt Nekrosen und Infiltrate.

Linke Niere wie rechte.

Tierversuch Nr. 2170, 30 Tage

Makroskopisch. Zahlreiche miliare, teilweise auch konfluierende Tuberkel in beiden Lungen. Einzelne in der Milz. Leber geschwollen. In beiden deutlich vergrößerten Nieren

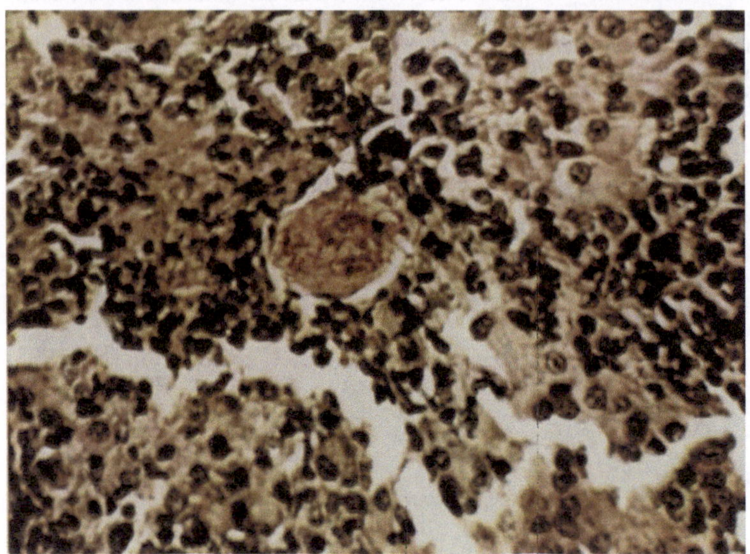

Abb. 20. TV-Nr. 2170, 30 Tage (4. Gruppe). Färbung Z.N. Tuberkulöses Granulationsgewebe. Tuberkelbakterienansammlung innerhalb eines verkästen, von Leukocyten noch begrenzten Bezirkes. 400fach

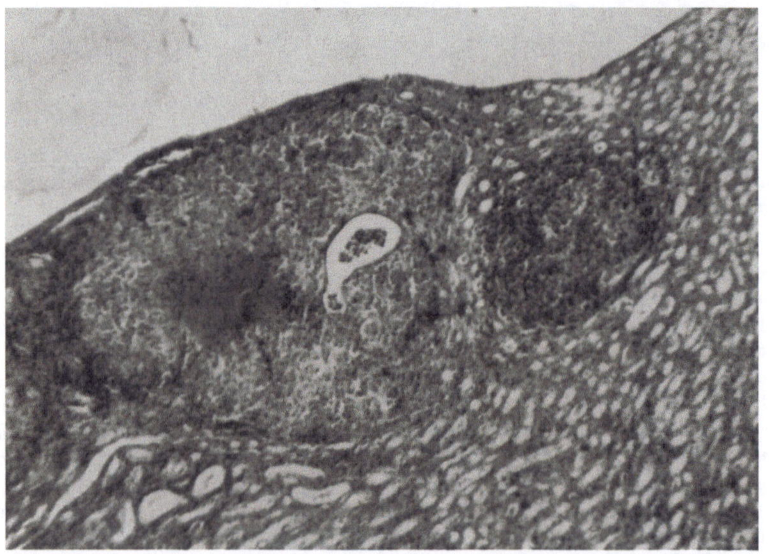

Abb. 21. TV-Nr. 549, 35 Tage (4. Gruppe). Färbung HE. Konfluierende verkäste Tuberkel. 65fach

zahlreiche Tuberkel in der Rinde, einzelne im Mark. Ableitende Harnwege und Genitalien unauffällig.

Mikroskopisch. Rechte und linke Niere. Nieren übersät mit konfluierenden Tuberkeln, die dann meist auch im Zentrum verkäst sind oder hier noch von Leukocyten durchsetzte Nekrosen zeigen, in denen Anhäufungen von Tuberkelbakterien liegen (Abb. 20). In Richtung auf das Mark sind sie perlschnurartig aneinandergereiht. In den zugehörigen Markanteilen ebenfalls einige Knötchen. Nur hin und wieder treten in ihnen Riesenzellen auf.

Tierversuch Nr. 549, 35 Tage

Makroskopisch. Ausgedehnte Miliartuberkulose der Lungen. Zahlreiche Tuberkel in Leber und Milz. Mehrere Tuberkel auch in der Leptomeninx. In beiden erheblich vergrößerten Nieren zahlreiche, manchmal dichtstehende und auch konfluierende Tuberkel in der Rinde, nicht selten auch im Mark. Ableitende Harnwege und Genitalien unauffällig.

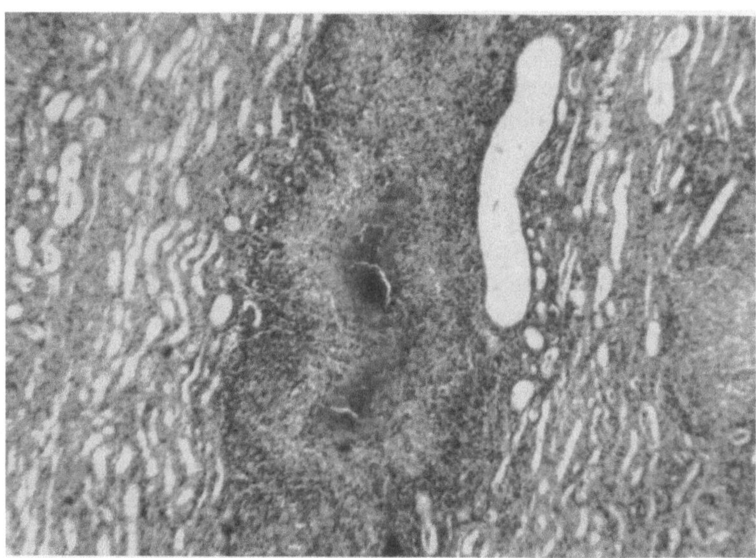

Abb. 22. TV-Nr. 549, 35 Tage (4. Gruppe). Färbung HE. Zerstörung der Markkanälchen durch Tuberkel. 65fach

Mikroskopisch. Rechte und linke Niere. Sehr viele und konfluierende verkäste Tuberkel (Abb. 21). Hier treten häufig typische Langhanssche Riesenzellen auf. Außerdem nicht selten Rasen von Tuberkelbakterien im Zentrum. Direkt unmittelbar um die Keime sind zerfallene Zellen dicht gelagert, die dann erst von der Verkäsung abgelöst werden. Perlschnurartig reihen sich die Tuberkel aneinander, haben häufig längliche Form und ziehen anstelle der zerstörten Kanälchen zum Mark. Hier sind weitere Tuberkel entstanden von ebenfalls länglicher Gestalt wie die Kanälchen (Abb. 22). Einige dieser Herde erreichen die Papillen und deren Spitze, wobei sie diese vorwölben und das Epithel zerstören. Auffällig ist die dichte Anordnung der Marktuberkel an den seitlichen Partien der Papillen.

Tierversuch Nr. 769, 45 Tage

Makroskopisch. Ausgedehnte Miliartuberkulose der Lungen, z. T. konfluierende verkäste Tuberkel. Zahlreiche Tuberkel in der Leber und Milz. Größtenteils dichtstehende miliare, teilweise auch konfluierende und verkäste Tuberkel in der Rinde beider, fast auf das Doppelte vergrößerter Nieren. Wesentlich weniger Tuberkel im Mark. Ableitende Harnwege und Genitalien unverändert.

Mikroskopisch. Die histologischen Befunde dieses Versuches entsprechen denen unter Nr. 549.

Umfangreiche histologische Untersuchungen, die auch an den Genitalorganen der männlichen Tiere duchgeführt wurden, ergaben keine nennenswerten, besonders keine für Tuberkulose sprechenden krankhaften Veränderungen.

Zusammenfassung der wesentlichen histologischen Befunde

Wesentlich häufiger als in den vorhergehenden Gruppen schon bei 30 min kleine Glomerulusnekrosen neben Erythrocytenaustritten. In den folgenden Stunden größere Nekrosen im Polbereich der Glomeruli mit zahlreichen Tuberkelbakterien. Innerhalb der Glomeruli außerdem Leukocyten mit phagocytierten Tuberkelbakterien. In der Wand der Aa. interlobulares vereinzelt Nekrosen mit Blutung in die Umgebung, ebenso kleine Wandschädigungen der Arteriola afferens an der Abgangsstelle aus der A. interlobularis mit Zellzerfall in den angrenzenden Tubuli contorti. Im Mark kleine beginnende Nekrosen von Gefäßen und Kanälchenwand. Bei 24 Std noch ausgeprägte Tuberkelbakterien enthaltende Nekrosen in den Glomeruli, während bei drei Tagen in ihrer Umgebung bereits Epitheloidzellen erscheinen, die bei fünf Tagen sich weiter vermehrt haben. Vom siebten Tag ab zahlreiche Rindentuberkel ohne Verkäsung und Tuberkelbakterien, ebenso bei 15 Tagen. In der Umgebung der Tuberkel ausgedehnte intertubuläre Infiltrate aus mononucleären Zellen und Lymphocyten mit Ausbreitung in den perivasculären Lymphgefäßen. Bei 30 Tagen zahlreiche verkäste Tuberkel mit Anhäufung von Tuberkelbakterien. Wie vorher rosenkranzartige Anordnung in Richtung Mark. Im Mark von den Kanälchen ausgehende verkäsende Tuberkel, die z.T. die Papillenspitze erreichen.

V. Diskussion

Die Darstellung unserer Versuchsmethodik ließ bereits erkennen, daß es unser Bestreben war, den denkbar frühesten Zeitpunkt des Auftretens von Tuberkelbakterien im Urin zu erfassen. Im Gegensatz zu anderen Untersuchern (LIEBERTHAL und HUTH u. a.) konnte daher nicht die Methode des 24 Std-Sammelurins herangezogen werden, da man hierbei erst Werte nach einem Tag erhalten hätte. Vielmehr wurde eine zeitliche Staffelung der Urinentnahmen mit Bevorzugung der ersten 24 Std vorgenommen. Mit dieser Methode der Uringewinnung standen innerhalb dieser Zeit 9 Urinproben zur Verfügung, die entsprechend verarbeitet wurden und bei denen die erste Entnahme schon bei 10 min durchgeführt worden war. So war mit größtmöglicher Sicherheit zu erwarten, daß für jede der 4 Gruppen bei 9 Urinproben in den ersten 24 Std (bei den nach 24 Std getöteten Tieren) das erstmalige Erscheinen der Tuberkelbakterien im Urin würde festgestellt werden können. Vom 24 Std-Versuch an gerechnet (jeweilig 5. Versuchstier), standen also in jeder Gruppe 8 Tiere zur Verfügung, bei denen in jedem Fall in den ersten 24 Std 9 Urinproben sich ergaben. Die Anzahl der Urinproben vergrößerte sich bei jedem weiteren Tier, bis beim letzten Versuch jeder Gruppe (45 Tage-Versuch) im ganzen 18 Proben ausgewertet werden konnten. Selbstverständlich sind die Urinproben der ersten 4 Versuchstiere in jeder Reihe nicht geringer zu beurteilen. Sie sind lediglich geringer an Zahl, da diese Tiere aus Gründen der Vergleichsmöglichkeit zwischen Zeitpunkt der Urinentnahme und evtl. histologischen Veränderungen vorher getötet werden mußten (30, 60 min, 2 Std, 6 Std).

Wenn man nun die Ausscheidungswerte für jede Gruppe noch einmal zusammenfaßt, so ergibt sich, daß die intravenöse Applikation mit feiner Aufschwemmung (Tabelle 2) nur eine geringe Ausscheidung von Tuberkelbakterien zur Folge gehabt hat. Es handelt sich hier um einen 24 Std- und um einen 30 Tage-Versuch. Der früheste positive Urinbefund liegt bei 6 Std nach der Injektion. Dann folgen 24 Std-Werte und solche von 3, 10 und 15 Tagen (Zeichnung A).

Gerade bei dieser Art der Einverleibung, also der intravenösen, setzen die nicht sehr häufigen positiven Befunde nicht in Erstaunen. Da die Keime zuerst die Lungen passieren müssen, werden sicher viele von ihnen hier zurückgehalten. Der makroskopische wie auch der histologische Befund der Lungen bestätigen dies. Makroskopisch sehen wir kleine Blutungen, in denen histologisch Tuberkelbakterien liegen. Wie die Sektionsbefunde der folgenden Versuche zeigen, treten ab 3. Tag miliare Tuberkel an ihre Stelle. Es werden also, gemessen an der Menge der injizierten Keime, relativ wenige Bakterien die Nieren erreichen. Gleichgültig,

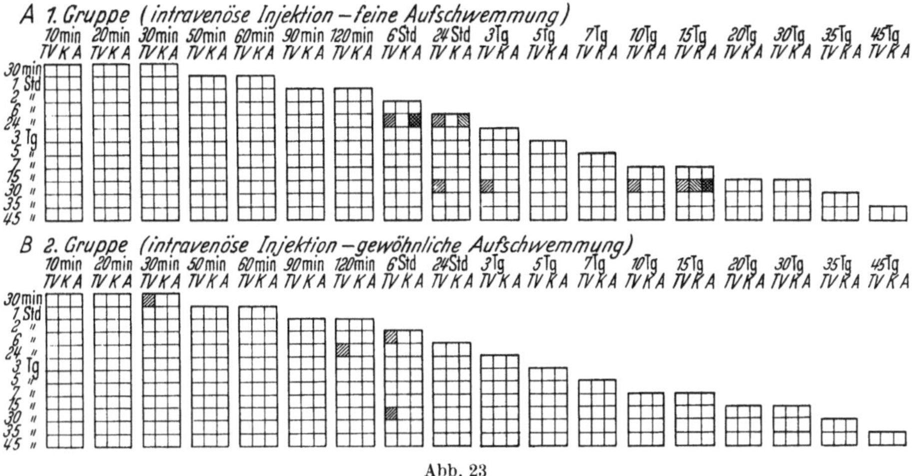

Abb. 23

ob wir die echte Tuberkelbakteriurie bejahen oder nicht, konnten so die Ergebnisse zahlenmäßig nicht allzu hoch ausfallen.

Ähnliche Verhältnisse liegen bei der gewöhnlichen Aufschwemmung bei intravenöser Applikation vor (Tabelle 3). Auch hier sind es nur wenige Versuche, die positive Urinbefunde aufweisen. Hier liegt der erste Wert aber schon bei 30 min. Auch diese Ergebnisse sind durchaus verständlich, wenn man bedenkt, daß bei dieser Art der Aufschwemmung kleine Zusammenballungen von Keimen häufiger vorkommen werden, die dann um so eher in den feinen Lungencapillaren steckenbleiben und die Niere nicht erreichen können (Zeichnung B).

Wesentlich höhere Zahlen an positiven Befunden sind nun bei der intrakardialen Injektion der Tuberkelbakterien zustande gekommen. Bei der feinen Aufschwemmung (Tabelle 4) finden wir bereits erste Werte bei 30 min, die dann von solchen bei 50, 60, 90 min usw. gefolgt werden (Zeichnung C). Hier müssen also Tuberkelbakterien schon bei 30 min die Niere passiert haben, denn das zuverlässige Nachweisverfahren des Meerschweinchen-Tests zeigt dies an. Sicher spielt die Injektion in den linken Ventrikel und damit direkte Einverleibung in den großen Kreislauf eine Rolle, da zur Zeit der Injektion doch größere Mengen von Keimen in die Nieren gelangen. Diese Art der Applikation mit feiner Aufschwemmung aber ist für die Fragestellung der Bakteriurie sehr wertvoll. Der Vorgang Tuberkelbakteriurie ist in der Vorstellung der Untersucher nicht an eine

Zusammenballung, sondern an getrennt liegende Keime gebunden, die auf das Nierengewebe einwirken.

So überrascht es daher nicht, wenn bei der intrakardial injizierten gewöhnlichen Aufschwemmung, bei der die Entstehung kleiner Bakterienemboli nicht ausgeschlossen ist, die größte Ausbeute sich ergibt (Tabelle 5). Hier tritt bereits schon ein erster Wert bei 20 min auf. Auf diesen folgen dann solche bei 30, 50, 60, 90 min, 2 Std, 6 Std usw. (Zeichnung D). Die Annahme, daß die wahrscheinlich bestehenden kleinen Ansammlungen von Bakterien an der Vielzahl der positiven Befunde beteiligt sind, ist durchaus berechtigt. Keinen wesentlichen Einfluß auf die Ausscheidungswerte scheint die Tuberkelbakteriämie zu haben. Wenn man

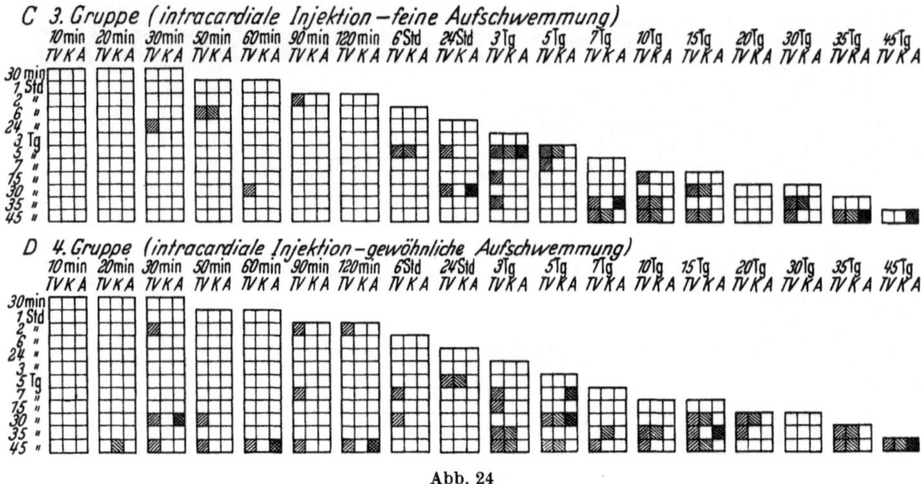

Abb. 24

eine echte Tuberkelbakteriurie bejaht, muß man eigentlich auch erwarten, daß bei bestehender Bakteriämie es auch zu entsprechenden positiven Urinbefunden kommt. Die Erfahrung lehrt aber, daß die Erwartungen hier enttäuscht werden. Auch unsere Befunde, die nach Untersuchung des Blutes auf Bakteriengehalt erzielt wurden, sprechen deutlich gegen einen sicheren Zusammenhang. Es ist dazu zu bemerken, daß bei jedem Tierversuch immer unter gleichen Bedingungen sofort nach dem Tode des Tieres eine möglichst große Menge Blut verarbeitet wurde.

Da es zu entscheiden galt, ob die Tuberkelbakterien die gesunde, völlig intakte Niere passieren oder ob sie beim Durchtreten in den Harn Gewebsschädigungen setzen, kam es darauf an, die histologischen Befunde zu dieser Beurteilung heranzuziehen. Da Nieren von schon bei 30 min getöteten Tieren zur Verfügung standen, mußte es möglich sein, evtl. früheste Läsionen zu erfassen. Andererseits durften bei echter Tuberkelbakteriurie auch bei Aufteilung der gesamten Niere in Serienschnitte keine entsprechenden Veränderungen zu finden sein.

Die durchgeführten histologischen Untersuchungen zeigen nun, daß das Nierengewebe schon im Verlauf der ersten Stunden erkennbar geschädigt wird und daß es vornehmlich der Glomerulus ist, den feine Erstläsionen treffen. Nach 30 min sind in den Glomeruli der entsprechenden Tiere aller Versuchsgruppen Schlingenwandverquellungen sowie Verquellungen der Kerne, ferner Austritt von Fibrin in

den Kapselraum festzustellen. Nicht selten sind einwandfreie Erythrocyten-
austritte zu erkennen (Abb. 1). Zerfall der Kerne, vor allem der Endothelien der
Schlingen ist noch nicht ausgeprägt, aber stellenweise schon zu sehen. Nach
60 min sind diese Veränderungen im allgemeinen deutlicher. Vor allem die Glomeruli bieten noch eindeutigere Veränderungen in Gestalt von kleinen Nekrosen.
Diese sind nach 2 Std stellenweise sehr eindrucksvoll und enthalten einzelne
Tuberkelbakterien (Abb. 5 und 6). Während bei den 60 min-Versuchen zwar
Leukocytenvermehrungen vermerkt wurden, sind sie jetzt häufiger und nicht
mehr zu übersehen. Auch Kernverklumpungen können das Bild der Glomeruli in
vielen Schnitten beherrschen. Immer wieder macht sich eine instruktive Betonung
des Gefäßpols schon bei 1 Std bemerkbar. In den folgenden Zeitwerten haben
sie sich stärker verbreitert und sich mehr oder weniger auf den Glomerulus aus-
gedehnt. Hier können dann auch schon etwas größere, von Leukocyten schärfer
begrenzte Nekrosen auftreten, die fast immer Tuberkelbakterien enthalten. Am
eindeutigsten sind diese Befunde bei den Tieren der 4. Gruppe (Abb. 12 und 13).
Auch auf die Verhältnisse der menschlichen Niere übertragen, sind solche Befunde
ohne weiteres erklärlich, wenn man z. B. an Einbrüche tuberkulöser Lymphknoten
in die Gefäßbahn denkt, wie GÜTTNER sie beschrieben hat. Weniger ausgeprägt
sind sie aber auch bei allen anderen Gruppen zu diesem Zeitpunkt wie auch nach
24 Std zu finden. Die schon bei 2 Std in einzelnen Fällen sich entwickelnden
Gefäßwandnekrosen in der Rinde sind bei 6 Std ausgeprägter, wobei deutliche
Schädigungen der Tubuli contorti verzeichnet werden konnten.

In der ersten wie in der zweiten Stunde wurden in der Rinde wie im Mark
intertubuläre Veränderungen gefunden, die vorwiegend in einer Schwellung der
ortsständigen Zellen, verschiedentlich auch mit Zerfall derselben, zum Ausdruck
kommen. In der Rinde, hauptsächlich im Bereich der Aa. interlobulares und
Arteriolae afferentes gelegen, sind sie im Mark zum weitaus größten Teil in Nähe
der Arteriolae medullares verae zu sehen, wo auch immer eine stärkere Ödemisierung um sich greift. Auch kleine Nekrosen sind ganz selten entstanden. Diese
anfänglichen Läsionen des Gewebes werden im Laufe der ersten 24 Std durch
Auftreten mononucleärer und lymphocytärer Infiltrate unterstrichen. Ab 3 Tagen
ist die Umwandlung der geschilderten Herdbildungen in spezifisch tuberkulöse
Strukturen zu erkennen.

Es muß hervorgehoben werden, daß es sich bei den Anfangsläsionen des Glomerulus nicht um postmortale autolytische Veränderungen handeln kann. Die
Nieren der Tiere wurden sofort nach der Tötung entnommen, halbiert und in
4%iges Formalin gelegt. Es ist außerdem eine Erfahrungstatsache, daß die Glomeruli — und diese kommen bei unseren Untersuchungen für eine diesbezügliche
Beurteilung in Frage — postmortal sich besser halten als z. B. die Epithelien der
Tubuli (STAEMMLER). Ferner wurden von uns im Laufe der ersten Stunde eindeutige Erythrocytenaustritte gesehen, die nach den histologischen Bildern in
keiner Weise als postmortale Veränderungen aufgefaßt werden können.

In der Lunge treten zu diesem Zeitpunkt makroskopisch wie mikroskopisch
nachzuweisende kleine Blutungen auf, die Tuberkelbakterien enthalten. Auch
unter Berücksichtigung der verschiedenen Gewebsbeschaffenheit zwischen Lunge
und Niere ist es nicht einzusehen, warum es zu diesem Zeitpunkt nicht auch
in letzterem Organ unter Einwirkung der Keime in den Glomeruli zu kleinen

Erythrocytenaustritten kommen sollte. Auch die Kernverklumpungen und Schlingenwandschwellungen wie die angedeuteten Nekrosebildungen müssen auf echte Schädigungen durch die injizierten Keime zurückgeführt werden, sehen wir doch auch auf Grund der zeitlichen Anordnung der Tierversuche aus ihnen in der Folgezeit spezifisch tuberkulöse Herdbildungen sich entwickeln.

Verständlich werden die Anfangsläsionen vor allem der Glomeruli durch die Ausführungen HUEBSCHMANNs, die er über die Wirkung der Tuberkelbakterien im Gewebe macht, wobei er die Endotoxinlehre RICHARD PFEIFFERs zur Grundlage seiner Erörterungen nimmt. Da wir die Ausführungen hier nicht in extenso wiedergeben können, sei hervorgehoben, daß die Wirkung der pathogenen Keime auf der Bildung von Endotoxinen beruht. Der sensibilisierte Organismus besitzt spezifische Antikörper, die die pathogenen Keime angreifen, abbauen und auflösen. Die entstehenden Abbauprodukte sind die erwähnten Endotoxine und besitzen eine hohe Giftigkeit. Auch das Mycobacterium tuberculosis ist kein echter Toxinbildner und kann seine Wirkung auf das Gewebe nur über Endotoxine entfalten. Es gilt allgemein, daß die hierzu notwendigen spezifischen Antikörper unter anderem auch in den Endothelien der Niere verankert sind. Es ist nicht schwer, sich vorzustellen, daß auch in den Anfangsstadien des Abbauprozesses feine Verletzungen in der Glomeruluswand vorkommen können, die den Tuberkelbakterien ein Hindurchtreten gestatten. Selbstverständlich wird diese Wirkung der Keime größer sein, wenn sie zu mehreren beisammenliegen oder wenn sogar kleine Zusammenballungen bestehen. Man muß also KRAEMER wohl recht geben, wenn er der Art der Aufschwemmung besonderen Wert beimißt. Es sei aber daran erinnert, daß die von uns geschilderten Glomerulus-Läsionen, namentlich kleine Nekrosen, auch nach der Applikation der Keime in *feiner* Aufschwemmung gesehen wurden.

Die histologischen Untersuchungen beweisen also, daß bereits in der ersten halben Stunde nach der Injektion bei jeder Art der Applikation und Aufschwemmung feine Läsionen den Glomerulusapparat und auch die Gefäßwand treffen und damit auch Tuberkelbakterien durchtreten und im Urin erscheinen können. In allen 96 untersuchten Nieren haben wir krankhafte Veränderungen gefunden, von den kleinsten unspezifischen bis zu den eindeutigsten schweren und dann auch spezifisch tuberkulösen Herden.

Durch die besondere Art der Versuchsanordnung war es möglich, auch bei den frühen Ausscheidungswerten, also z.B. bei 30 min, auf zeitlich hierher gehörige Nieren zurückzugreifen, so daß also bei einem positiven 30 min-Urinbefund die histologische Untersuchung einer entsprechenden Niere vorgenommen werden konnte. Es konnten auf diese Weise praktisch lückenlos die frühen Ausscheidungswerte mit den histologischen Veränderungen verglichen werden. Selbstverständlich war das auch bei den späteren Ausscheidungswerten der Fall, doch waren diese Befunde im Hinblick auf die Tuberkelbakteriurie von geringerem Interesse, da ab 5—7 Tagen eindeutige tuberkulöse Herde vorgefunden wurden.

Der Vorteil unserer Untersuchungen liegt u. E. darin, mit dieser Methode zeigen zu können, daß auch die frühen Tuberkelbakterien-Ausscheidungen im Urin in der Niere — wenn auch kleine, aber doch deutliche — Läsionen zur Grundlage haben; Läsionen, aus denen allmählich die bekannten tuberkulösen Herde sich entwickeln.

Andere Untersucher wollen schon bei 10 min Ausscheidungen von Tuberkelbakterien erzielt haben, wie bei den schon in der Literaturübersicht erwähnten Versuchen YEGIANS an Meerschweinchen. Wie aus den Angaben YEGIANS hervorgeht, injizierte er die Keime in sehr großen Dosen und verwandte eine Aufschwemmung, die, nach seiner Darstellung zu schließen, Bakterienzusammenballungen enthalten haben muß. YEGIAN kommt zu dem Schluß, daß die normale Niere von Meerschweinchen virulente Tuberkelbakterien ausscheiden kann. Histologische Untersuchungen wurden nicht durchgeführt, womit die Versuche ihre Beweiskraft verlieren. Auf Grund von ähnlichen Versuchen, die derselbe Autor zusammen mit KURUNG an Kaninchen durchführte, kommt er zu dem Ergebnis, daß Kaninchen erst nach 8 Tagen Tuberkelbakterien im Urin ausscheiden, zu einem Zeitpunkt, bei dem sich schon tuberkulöse Herde entwickelt hätten. Diese Ansicht wird nun durch unsere Versuche widerlegt. YEGIAN tötete die Tiere erst nach 8 Tagen, einem Termin, an dem tuberkulöse Herdbildungen schon bestehen, wie auch aus unseren Untersuchungen hervorgeht. Die Anfangsläsionen mußten ihm aber bei dieser Methodik entgehen. Der Grund für das Fehlen früher auftretender positiver Urinbefunde ist wohl darin zu suchen, daß der Nachweis der Tuberkelbakterien nicht gründlich genug geführt wurde. Die Urinproben vom 1., 4. und 6. Tag wurden nur im Sediment-Ausstrich und im Kulturverfahren untersucht, erst ab 8. Tag wurde der Meerschweinchen-Test angewandt. Dann erst traten positive Werte auf. Es soll hier nicht unterlassen werden, auf den außerordentlichen Wert der Meerschweinchen-Tests bei solchen Versuchen hinzuweisen, was durch die bei unseren Versuchen erzielten Ergebnisse unterstrichen wird. So waren bei der

1. Gruppe positiv:
6 Tierversuche gegenüber 2 Kulturen und 2 Ausstrichen;

2. Gruppe:
4 Tierversuche (Kulturen und Ausstriche negativ);

3. Gruppe:
22 Tierversuche gegenüber 11 Kulturen und 4 Ausstrichen;

4. Gruppe:
32 Tierversuche gegenüber 14 Kulturen und 7 Ausstrichen (Zeichnung E).

Die Versuche YEGIANS haben Eingang in unsere Standardwerke gefunden. LETTERER beruft sich im Handbuch der Tuberkulose von DEIST und KRAUSS auf diese Versuche. Im Zusammenhang mit der Ausscheidung der Tuberkelbakterien durch die Niere schreibt er, daß dies bei den verschiedenen Tierarten sehr verschieden sei: ,,Während das Meerschweinchen Tuberkelbacillen schon nach 10 min nach intravenöser Injektion durch den Urin abgibt, werden vom Hasen erst 9 Tage später Bacillen eliminiert, zur gleichen Zeit aber schon tuberkulöse Schäden gefunden.'' In seiner Abhandlung ,,Der Tuberkuloseablauf im Körper'' zitiert R. W. MÜLLER 1952 LETTERER bezüglich der Arbeiten YEGIANS. MÜLLER schreibt hier: ,,Bei Meerschweinchen läßt sich die Glomeruluspassage einwandfrei nachweisen, bei Kaninchen dagegen müssen schon tuberkulöse Schäden vorhanden sein, bevor Tuberkelbakterien passieren können.'' Nun hat YEGIAN an seinen Meerschweinchen keine histologischen Untersuchungen durchgeführt. Es dürfte daher vom Standpunkt des Pathologen wohl zu weit führen, hier ohne weiteres von einer einwandfreien Glomeruluspassage zu sprechen.

In diesem Zusammenhang sind auch elektronenoptische Untersuchungen von RINEHART interessant, der insbesondere die Glomerulusmembran eines genaueren Studiums unterzog. Er berichtet über die drei bekannten Schichten der Schlingenwand: Endothelzellen, Basalmembran und Epithelzellen. Er fand, daß das Endothel-Cytoplasma kontinuierlich die Innenfläche der Basalmembran bedeckt und nur gelegentlich schmale Unterbrechungen vorkommen. In der Basalmembran erschienen Poren, die so klein waren, daß sie nur selten reproduziert werden konnten. Sie hatten eine Weite von 100 Ångström. Diese Untersuchungen erscheinen uns im Hinblick auf die Frage der echten Tuberkelbakteriurie so bedeutungsvoll, daß sie hier kurz dazu in Beziehung gesetzt werden sollen.

Man ist wohl kaum berechtigt anzunehmen, daß in einer gesunden intakten Niere Keime, vor allem unbewegliche, die Basalmembran einfach durchbrechen. Eine Möglichkeit des Hindurchtretens wäre nur am Ort der Poren denkbar. Eine einfache Rechnung ergibt aber, daß diese Poren sich um das 50fache erweitern müßten, um ein Tuberkelbacterium gerade passieren lassen zu können. (100 Ångström $= 0{,}01\,\mu$, Dicke des Tuberkelbacteriums $0{,}5\,\mu$.) Da eine gesunde, intakte Niere vorausgesetzt wird, müßte

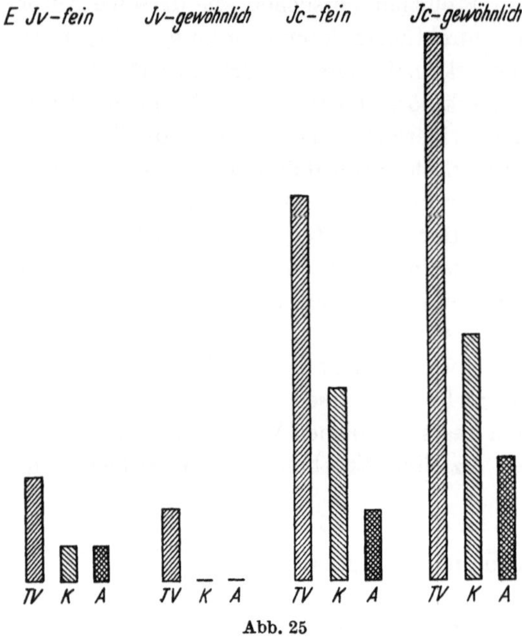

Abb. 25

sich diese Veränderung auf den ganzen Glomerulus erstrecken, der 50mal größer als normal sein würde. Auch diese Untersuchungen sprechen eindeutig gegen die Möglichkeit einer echten Tuberkelbakteriurie.

Was aber für das Mycobacterium tbc. gilt, hat auch seine Gültigkeit für die anderen Keime. Die allgemeine Annahme, daß z. B. die beweglichen Keime die gesunde Niere einfach passieren, dürfte exakter fundamentierender Untersuchungen entbehren. Verbreitet ist die Ansicht, daß die Typhusbacillen mittels einfacher Nierenpassage im Urin erscheinen, doch diese Meinung ist in keiner Weise bewiesen. Nach BINGOLD haben im Stadium der Typhusbakteriämie bakteriologische Untersuchungen nicht ergeben, daß Typhusbacillen gesetzmäßig ohne Schädigung des Nierengewebes durch den Harn ausgeschieden werden.

So haben beispielsweise auch sehr zahlreiche Untersuchungen an eigenem Patientenmaterial, deren Auswertung einer weiteren Veröffentlichung vorbehalten sein soll, zu der begründeten Ansicht geführt, daß bei Dauerausscheidern von Salmonellen diese nicht durch die gesunde Niere hindurchtreten. Bezeichnend ist dabei die Tatsache, daß der Spontanurin von Patientinnen mit positivem Stuhlbefund positiv ist, während der Katheterurin negative Resultate bringt. Der Grund hierfür ist in einer Verschmutzung des Spontanurins vom Darm her zu suchen.

Bei den Männern ist diese Gefahr gering, daher erhielten wir positive Stuhl-, aber negative Urinbefunde. Unter unseren männlichen Patienten fanden sich zwei, die Salmonella typhi im Urin ausschieden. Wie wir in Erfahrung bringen konnten, starb der erste vor etwa 2 Jahren an einem Harnblasen-Carcinom. Es fanden sich bei ihm eine eitrig verjauchende Cystitis sowie ein Hydroureter und Hydronephrose beiderseits. Der zweite, noch lebende Patient wurde auf unsere Veranlassung urologisch untersucht. Dabei wurden ein Ureterstein links mit Ureteritis und Pyelitis sowie ebenfalls Hydroureter und Hydronephrose festgestellt. Es drängt sich geradezu die Vermutung auf, daß diese Organbefunde mit ihren chronisch entzündlichen Prozessen für das Erscheinen der Typhusbacillen im Urin verantwortlich zu machen sind.

Die Meinung, daß Bakterien vom Blut aus über intaktes Nierengewebe in den Urin gelangen können, war von COHNHEIM 1882 vertreten worden. Der Beweis für diese Behauptung wurde jedoch nicht erbracht. 1886 wurde die gegenteilige Ansicht von WYSSOKOWICZ mitgeteilt und experimentell unterbaut. Er fand, daß Fokalprozesse eine notwendige Voraussetzung für das Gelingen sind, experimentell eine Bakteriurie hervorzurufen. Er führt weiter an, daß der Organismus sich nicht seiner Exkretionsorgane bedient, um Bakterien zu beseitigen, sondern zu diesem Zwecke seine Schutzvorrichtung einschalte, die in der Struktur der Gefäßwände und hier vor allem in den Endothelzellen der letzteren liege. WYSSOKOWICZ deutet schon damals im wesentlichen die Prinzipien der Endotoxin-Lehre an. Trotz dieser gut fundierten Untersuchungen beherrschten 1896 mitgeteilte Versuche von BIEDL und KRAUS sowie von v. KLECKI 1897 später den allgemeinen Standpunkt. Sie kamen zu dem Ergebnis, daß Bakterien von einer gesunden Niere ausgeschieden werden können. Ihre Versuchsanordnung aber ist nach der Ansicht vieler Autoren nicht exakt. Dagegen verdienen gerade in dieser Hinsicht mehrere Arbeiten von HELMHOLZ u. Mitarb. besondere Beachtung, die auf experimentellem Wege nachwiesen, daß Staphylokokken, Streptokokken und Colibacillen erst Läsionen in den Nieren setzen, bevor sie im Urin erscheinen, während SUZUKI ganz allgemein die Glomerulusschlingenwand für corpusculäre Elemente als undurchlässig angibt.

Es wurde schon im Rahmen der gegebenen Literaturübersicht darauf hingewiesen, daß die Tuberkelbakteriurie untrennbar mit der Diagnose der initialen chronischen Nierentuberkulose verbunden ist. Unsere histologischen Untersuchungen beweisen, daß die Tuberkelbakterien in den Nieren kleine Läsionen setzen, bevor sie in den Harn gelangen, und zwar schon zu sehr frühen Zeitpunkten. Durch die angewandte zeitliche Staffelung bis zu 45 Tagen standen Nieren zur Verfügung, die es ermöglichten, diese Anfangsläsionen in ihrer Entwicklung weiter zu verfolgen. Wie selbstverständlich kamen wir gleichzeitig in die Lage, eine weitere strittige Frage klären zu helfen, nämlich die der Erstlokalisation der durch die Tuberkelbakterien gesetzten Schädigung und damit auch nachher der typischen tuberkulösen Herde.

Wir erwähnten schon, daß auf Grund der Untersuchungen MEDLARs und COULAUDs sich in neuerer Zeit die Erkenntnis durchgesetzt hat, daß die ersten Herde, aus denen die chronische Nierentuberkulose sich entwickelt, vorwiegend in der Rinde beider Nieren entstehen, während Markherde viel seltener sind. Verständlich werden die Untersuchungen früherer Autoren, wie z.B. WEGELIN und

WILDBOLZ, EKEHORN, DIMTZA und SCHAFFHAUSER u. a., die in den Anfangsstadien der chronischen Nierentuberkulose den vermeintlichen Erstherd immer in
der Papille fanden, durch die Tatsache der ausgesprochenen Heilungstendenz der
Rindenherde. Als die in Frage kommenden Nieren zur Untersuchung kamen,
fanden sich die beschriebenen Markherde, während die kleinen Rindenherde als
Narben nicht mehr erkannt bzw. nicht als ehemals tuberkulöse Herde bewertet
wurden.

Nachdem man sich heute nun allgemein über die Bedeutung dieser Erstherde
für die chronische Nierentuberkulose einig ist, so herrschen über die Erstlokalisation im Gewebe, über den eigentlichen Angriffspunkt der Tuberkelbakterien noch
Unklarheiten.

Es ist daher erforderlich, auf die bereits gegebenen histologischen Untersuchungsbefunde noch einmal einzugehen, da aus ihnen vor allem die Entwicklung
der anfänglichen Gewebsläsionen abzulesen ist.

Bei den kurzdauernden Versuchen aller Gruppen weisen die histologischen
Befundberichte in ihren Einzelheiten mit zwingender Deutlichkeit immer wieder
auf die Veränderungen der Glomeruli hin. Wie schon oben beschrieben, treten
neben der Blutstauung und kleinsten Erythrocytenaustritten hier im Verlauf der
ersten Stunden schon Schlingenwandverquellungen und Aufquellungen der Zell-
leiber und -kerne auf, wobei Kern und Cytoplasma durch stärkere Anfärbbarkeit
auffallen. Diese Vorgänge steigern sich nicht selten, so daß im Ablauf der ersten
Stunde kleine, verschiedentlich kleinste, aber deutliche Nekrosen zu sehen sind.
In diesen konnten auch Tuberkelbakterien gefunden werden. Damit ist die Ur-
sache für die Entstehung der Nekrosen eindeutig sichergestellt. Diese kleinen
Herdbildungen bevorzugen den Bereich des Gefäßpols, kommen dabei aber schon
in den Glomerulus selbst zu liegen, doch hat man auch immer wieder den Eindruck,
daß das Polkissen eine Barriere für die Keime darstellt. Sie liegen ferner häufig in
den Randgebieten der Glomerulusschlingen. Diese primären Glomerulusnekrosen
vergrößern sich in den nächsten Stunden, wobei sie von gelapptkernigen Leukocyten durchsetzt bzw. auch abgegrenzt werden. Vor allem im Bereich des Gefäßpols
treten mononucleäre und auch lymphocytäre Elemente hinzu.

Wir können damit die Ansicht KRAEMERs, der auf Grund seiner Untersuchungen
die Arteriola efferens als Ort der Erstläsion angibt, nicht bestätigen. Der Grund
mag evtl. in der anderen Tierart liegen — KRAEMER führte seine Versuche an
Meerschweinchen aus, dessen Resistenz gegen das Tuberkelbacterium bekannt
ist. Von entscheidender Bedeutung scheint uns allerdings auch zu sein, daß
KRAEMER seine Tiere erst Wochen nach der intrakardialen Injektion tötete, so
daß ihm die wirklichen Anfangsläsionen entgangen sein dürften.

Unabhängig von den Glomeruli, allerdings in viel geringerer Zahl, wurden in
den ersten Stunden kleine Gefäßwandnekrosen (Arteriola interlobularis und
Arteriola afferens) beobachtet, in denen ebenfalls Tuberkelbakterien nachgewiesen
werden konnten. Von hier aus war es zu Schädigungen der Tubuli contorti gekommen. Die häufig erscheinenden intertubulären Infiltrate, die sich nach einigen
Stunden post injectionem aus Leukocyten und mononucleären Zellen wie aus
stärker tingierten Pericyten zusammensetzen, sind bei Serienschnittuntersuchung
auf solche eben geschilderten Herde zurückzuführen. Damit hatte sich eine weitere
Erstläsion innerhalb der Rinde zu erkennen gegeben. Viel seltener traten primäre

Schädigungen im Mark auf. Wir fanden jedoch ebenfalls in der ersten Stunde kleine intertubuläre Nekroseherde mit Infiltration weniger Leukocyten in Abhängigkeit von Aa. medullares. Im Laufe der nächsten Stunden werden sie größer und brechen in Kanälchen ein. Solche Herdbildungen traten nicht nur inmitten der Pyramide, sondern auch in der Seitenwand auf, aber immer noch im näheren Bereich der Mark-Rindengrenze.

In kontinuierlicher Weise entwickeln sich aus diesen oben geschilderten Erstläsionen nach und nach die spezifisch tuberkulösen Herdbildungen. Schon bei 3 Tagen sehen wir in den geschädigten Glomeruli zu einem Teil typische Epitheloidzellen, zum anderen Teil noch Nekrosen (Abb. 16). Diese Herde nehmen bis zum 5. Tag immer mehr das Aussehen von Tuberkeln an, in denen allerdings immer Riesenzellen fehlen (Abb. 3, 17 und 18). Ab 7. Tag können dann typische vollständig ausgebildete Tuberkel festgestellt werden (Abb. 19).

Zusammenfassend kann man also zu dieser Frage sagen, daß Primärläsionen durch das Mycobacterium tbc. im Glomerulus, in Arteriolae interlobulares und Arteriolae afferentes sowie im Mark in den Aa. medullares gesetzt werden. Damit befinden wir uns im Gegensatz zu der Ansicht mancher Autoren, daß nur *ein* bestimmter Ort für die Erstläsion in Frage komme (ZONDECK, KRAEMER u. a.). Unseres Wissens sind aber bisher experimentelle Untersuchungen ähnlich unserer Methodik noch nicht durchgeführt worden, so daß die wirklichen Anfangsläsionen den betreffenden Autoren entgehen mußten. Bei der menschlichen Niere dürfte es aus naheliegenden Gründen praktisch nicht gelingen, diese frühen Schädigungen zu erfassen. Bei der so sehr ausgeprägten Gefäßarchitektonik der Niere der Säuger ist es aber kaum zu erwarten, daß in der Blutbahn treibende Keime immer nur an einem Ort zur Schädigung des Gewebes kommen.

Die einmal entstandenen Herde können sich weiterentwickeln und um sich greifen oder auch z. B. bei guter Resistenzlage und geringer Virulenz und Zahl der Keime zur Abheilung kommen. Bei den Tieren, die z. B. intravenös mit feiner Bakterienaufschwemmung gespritzt worden waren, wurden solche Abheilungsstadien gesehen. Andererseits kann es von tuberkulösen Herden der Rinde aus zu Einbrüchen in das Kanälchensystem kommen, wobei sich die Herde manchmal kettenartig in Richtung Mark vervielfachen. Die in diesem Stadium vorgefundenen Markherde liegen meist in Nähe der Papille und sind sekundär entstanden. In diesem Zusammenhang sei erwähnt, daß RANDERATH und BOHLE (1959) die Frage der Ausscheidungstuberkulose wieder berühren. Die beiden Autoren, die sich in ihren Ausführungen im wesentlichen auf STOERK (1925) berufen, lehnen selbst die echte Tuberkelbakteriurie ab. Sie räumen dann aber ein, daß die Tuberkelbakterien ohne erkennbare Schäden Glomeruli passieren könnten und es erst im Verlauf der Ausscheidung, gewöhnlich im Bereich der Henleschen Schleife bzw. der Sammelröhren, zur Ausscheidungstuberkulose komme.

Der Begriff der Ausscheidungstuberkulose geht auf ORTH und COHNHEIM zurück. Es wurde hierbei aber an ein wirkliches Ausscheiden der Tuberkelbakterien durch die Glomeruli gedacht. Diese Ansicht konnte deswegen jahrzehntelang aufrechterhalten werden, da man bei den Anfangsstadien der chronischen Nierentuberkulose, wie oben schon einmal bemerkt, im Mark Herde fand, nicht aber in der Rinde (die inzwischen resorbiert bzw. abgeheilt waren). Lehnt man aber nun die echte Tuberkelbakteriurie ab, hat man gleichzeitig auch die Ausscheidungstuberkulose abgelehnt. Es sind also auch die bei der initialen chronischen Nierentuberkulose vorgefundenen sekundären Markherde auf eine Schädigung der Glomeruli, die, wenn man dieses erste Stadium zu Gesicht bekommt, auch erkennbar ist, zurückzuführen.

Durch die angestellten Untersuchungen wurden die Lokalisationen der Primärschädigung des Nierengewebes durch die Tuberkelbakterien gezeigt und ferner nachgewiesen, daß die gesunde, intakte Kaninchenniere keine Tuberkelbakterien durchläßt, daß es hier also keine echte Tuberkelbakteriurie gibt. Die Verhältnisse an der Kaninchenniere können natürlich nicht ohne weiteres auf die menschliche übertragen werden. Wenn man aber bedenkt, daß bei dem außerordentlichen Ausmaß von Untersuchungen, die zur Klärung der Tuberkelbakteriurie an menschlichen Nieren durchgeführt wurden, kein einziger Fall in der Literatur existiert, der eine reine Tuberkelbakteriurie beweist, muß die endgültige Ablehnung der echten Tuberkelbakteriurie auch für den Menschen postuliert werden. In den wenigen Fällen, in denen die Untersucher sich der gewaltigen Arbeit des Serienschnittverfahrens unterwarfen, wurden, trotzdem vorher schon genauestens histologisch nachgesehen war, in einzelnen Serienschnitten doch noch kleine Tuberkel gefunden, so z. B. von WALTHARD.

Wir lehnen nicht ab, daß eine unspezifisch geschädigte Niere Tuberkelbakterien ausscheidet, eine gesunde aber vermag dies nicht. Auch BREU muß bei seinen Fällen zugeben, daß pathologisch-anatomisch in dem einen oder anderen Fall corticale Nierenherdchen als Ausdruck einer initialen Nierentuberkulose vorgelegen haben können. Man sei aber vom Standpunkt des Klinikers aus berechtigt, in den angeführten Fällen von einer Ausscheidungsbakteriurie bei einer extrarenalen Tuberkulose im Sinn der echten Tuberkelbakteriurie zu sprechen. Im Zusammenhang mit der Erwähnung der Fälle BREUs faßt STAEMMLER seine Formulierung vorsichtiger, indem er meint, daß man BREU (und auch CIBERT) insofern recht geben müsse, „als eine Bacillurie ohne Pyurie keine Nierentuberkulose von chirurgischer Wertung darzustellen braucht". Dem ist zuzustimmen, doch führt es zu einer Verwischung des Begriffes, wenn man von einer „Tuberkelbakteriurie vom Standpunkt des Klinikers aus" spricht. Für den Pathologen wie für den Kliniker kann es eine echte Tuberkelbakteriurie nicht geben. Diese klare Definition dürfte für den Kliniker wie für den Patienten von größtem Nutzen sein. Erscheinen bei extrarenaler Tuberkulose im Urin Tuberkelbakterien, so beweist dieser Befund, daß das Nierengewebe geschädigt ist. Gewiß können die vorhandenen Herde abheilen, doch kann bei Nichtbeachtung auch eine chirurgische Nierentuberkulose daraus zur Entwicklung kommen. Die jetzt beginnende sorgfältige klinische Überwachung, vor allem in Form von laufenden Urinkontrollen, und zwar am besten als 24 Std-Sammelurin, können bei dem heutigen Stand der Therapie, insbesondere der Chemotherapie, Patienten vor dieser schweren Erkrankung bewahren.

VI. Zusammenfassung

Aus Gründen des außerordentlichen Interesses, das die Tuberkelbakteriurie seit Jahrzehnten bis zum heutigen Tage fand, wurde eine breitere Übersicht über die Literatur des In- und Auslandes gegeben. Dabei wurden die Ansichten der

Verfechter und der Gegner der echten Tuberkelbakteriurie anhand der klinischen, pathologisch-anatomischen und experimentellen Arbeiten gegenübergestellt und besprochen. Auch die eng damit verbundene Frage des Initialstadiums der chronischen Nierentuberkulose fand dabei besondere Beachtung.

Mit der von uns ausgearbeiteten und in dieser Form erstmalig angewandten Methodik wurden an 48 Kaninchen Versuche durchgeführt, die folgende Hauptfragen zum Ziel hatten:

1. Passieren intravenös und intrakardial injizierte Tuberkelbakterien die Kaninchenniere, und wann erscheinen die Tuberkel im Urin der Tiere? Es wurde dabei besonderer Wert auf die Erfassung der frühen Zeitwerte gelegt.

2. Kann eine gesunde, intakte Niere Tuberkelbakterien ausscheiden, oder kommt es in jedem Fall zu einer Schädigung des Nierengewebes?

3. Wo wird im Nierengewebe die Primärläsion durch das Mycobacterium tuberculosis und damit der Ausgangspunkt für die evtl. spätere chronische Nierentuberkulose gesetzt?

Da die Art der Aufschwemmung hinsichtlich der Auseinandersetzung der Keime mit dem Gewebe für bedeutungsvoll gehalten wurde, stellten wir 4 Gruppen zu 12 Tieren auf:

    1. Gruppe: intravenös, feine Aufschwemmung;
    2. Gruppe: intravenös, gewöhnliche Aufschwemmung;
    3. Gruppe: intrakardial, feine Aufschwemmung;
    4. Gruppe: intrakardial, gewöhnliche Aufschwemmung.

ad 1. Durch entsprechende zeitliche Staffelung der Urinentnahme mit besonderer Bevorzugung der ersten 24 Std wurden die denkbar frühesten Ausscheidungswerte erfaßt. In allen 4 Gruppen erschienen die Tuberkelbakterien im Urin. In Gruppe 1 lag der früheste Wert bei 6 Std, Gruppe 2 bei 30 min, Gruppe 3 bei 50 min, Gruppe 4 bei 20 min. Die häufigsten Werte hat die Gruppe 4, die wenigsten Gruppe 2. Daraus wird die Bedeutung der Art der Aufschwemmung ersichtlich.

ad 2. In allen 96 Nieren (über 15 000 Schnitte) wurden pathologische Veränderungen gefunden. Auf Grund unserer Versuchsmethodik konnten einfachste noch unspezifische Läsionen bei 30 min-Versuchen bis zu den eindeutigen tuberkulösen Veränderungen der Versuche bei 45tägiger Dauer erfaßt werden. Es konnte definiert werden: Die gesunde, intakte Kaninchenniere scheidet Tuberkelbakterien *nicht* aus.

ad 3. Hier standen die Versuche von 30 min bis zu mehrstündiger Dauer im Vordergrund. Am häufigsten fanden sich Veränderungen in Gestalt von primären Nekrosen im Glomerulus, und zwar oft im Bereich des Gefäßpols. Weniger häufig traten sie ebenfalls als Nekrosen in der Wand der Arteriola afferens, vornehmlich an deren Abgang aus der A. interlobularis und am seltensten im Mark an den Aa. medullares auf.

Es wird die endgültige Ablehnung der echten Tuberkelbakteriurie auch für die menschliche Niere gefordert, da zudem in der gesamten Literatur kein Fall angeblicher echter Tuberkelbakteriurie vollgültige Beweiskraft besitzt.

Die Nutzanwendung der erzielten Ergebnisse wird in sorgsamer klinischer Beobachtung des Patienten mit laufenden Urinkontrollen und evtl. frühem Einsetzen der Chemotherapie gesehen. Auf diese Weise wird der Patient vor der schweren Erkrankung einer chronischen Nierentuberkulose bewahrt.

Literatur

AL u. GOLDSTEIN: Probl. Tuberk. 1, 57 (1936).

ALBERTINI, V., METAXAS u. METAXAS-BÜHLER: Schweiz. Z. allg. Path. 19, 1 (1956).

ALBUQUERQUE, CAMPOS DA PAZ and MAGARO: Amer. J. Urol. 49, 590 (1943).

ALKEN u. BÜCHLER: Z. Urol. 45, 434 (1952).

ARLOING, THÉVENOT et ROQUES: C. R. Soc. Biol. (Paris) 111, 807 (1932).

ARRIGONI: Arch. ital. Urol. 25, 387 (1952).

D'ARRIGO: Zbl. Bakt., I. Abt. 28 (1900).

AUERBACH: New int. Clin., N. s. III 3, 21 (1940). Ref. Zbl. ges. Tuberk.-Forsch. 53, 424 (1941).

AVERSENQ: Bull. méd. (Paris) 91 (1933).

BABICS u. RÉNYI-VÁMOS: Das Lymphgefäßsystem der Niere und seine Bedeutung in der Nierenpathologie und Chirurgie. Budapest: Ungar. Akad. d. Wissensch. 1957.

BACANU: Z. Tuberk. 76, 340 (1936).

BADER: Z. Tuberk. 62, 100 (1931).

BAETZNER: Diagnostik der chirurgischen Nierenerkrankungen. Berlin: Springer 1921.

BAGGENSTOSS and GREENE: J. Urol. (Baltimore) 45, 165 (1941).

BAND: Edinb. med. J., N. s. 42, 162 (1935).

BARTH: Dtsch. Chir.-Kongr. 47 (1923).

— Langenbecks Arch. klin. Chir. 126, 54 (1923).

BAUMGARTEN, V.: Langenbecks Arch. klin. Chir. 63, 1019 (1901).

BAZY: Soc. de Chir., Juli 1903.

BEARDSLEY: N.Y. J. Med. 90, 303 (1909).

BELL: Renal diseases. Philadelphia 1951.

BERBLINGER u. STEINLIN: Therapiewoche 2, 638 (1952).

BERGER: Beitr. Klin. Tuberk. 89, 574 (1937).

BERGERON: Thèse de Paris 1904.

BERNARD et SALOMON: Presse méd. 100, 797 (1904).

BESKOW: Z. Urol. 47, 5 (1954).

BIANCARDI: Arch. ital. Chir. 50, 374 (1938). — Donati-Festschr. 1. Ref. Zbl. Tuberk. 52, 110 (1940).

BIASIO, DE: Giorn. Tisiol. 14, 267 (1935). Ref. Zbl. ges. Tuberk.-Forsch. 44, 289 (1936).

BIEDL u. KRAUS: Naunyn-Schmiedeberg's Arch. exp. Path. Pharmak. 37, 1 (1896).

BINGOLD: Handbuch der inneren Medizin, Bd. I, S. 943, 1399, 1435, 1454. 1952.

BLATT: Wien. med. Wschr. 84, 204 (1934).

BLUM: Ärztl. Prax. 5, 139 (1934).

BLUM, GLINGAR u. HRYNTSCHAK: Urologie und ihre Grenzgebiete. Wien: Springer 1926.

BÖMINGHAUS: Urologische Diagnostik und Therapie, 2. Aufl. Jena: Gustav Fischer 1931.

BOHLE u. KRECKE: Virchows Arch. path. Anat. 327, 663 (1955).

BONINO: Immun. G. Batt. 16, 230 (1936). Ref. Zbl. ges. Tuberk.-Forsch. 44, 503 (1936).

— Die Frühdiagnose der Nierentuberkulose. Torino: Ediz. minerva med. S. A. 1936. Ref. Zbl. ges. Tuberk.-Forsch. 46, 241 (1937).

BOSHAMER: Lehrbuch der Urologie, 3. Aufl. Jena: Gustav Fischer 1947.

— Med. Klin. 44, 1301 (1949).

BRAASCH u. SUTTON: J. Urol. (Baltimore) 46, 567 (1941).

BREU: Die Tuberkelbazillurie und die Tuberkelbazillämie. Leipzig: Johann Ambrosius Barth 1952.

BROWN: J. Amer. med. Ass. 64, 886 (1915).

BUCHER and FETTER: Radiology 24, 160 (1935).

BUGBEE: J. Urol. (Baltimore) 32, 1 (1934).

BUMPUS and THOMPSON: Amer. J. Surg. 9, 545 (1931). Ref. Zbl. ges. Tuberk.-Forsch. 34, 387 (1931).

BURGHELE, DIMITRIU, GOLDSTEIN, CIOFU et DUVAN: Acta med. Hung. 8, 193 (1955).
BUSSER et GOUYGON: Sem. Hôp. Paris 41, 2054 (1952).
CARLI: G. Batt. Immun. 17, 608 (1936). Ref. Zbl. ges. Tuberk.-Forsch. 47, 145 (1938).
CARVER: Proc. roy. Soc. 30, 1429 (1937).
CATHELIN: Procès-verb. etc. 35, Congr. franc. Urol. 661 (1935).
CEELEN: Virchows Arch. path. Anat. 219, 68 (1915).
CEMANN: Ausblicke in der Tuberkulose und Erkrankungen der Lungen, Jg. 12. Prag 1953.
CHAUFFARD: Bull. méd. (Paris) 1892, 1385, 1431.
CHAUVIN: Arch. Mal. Reins 10, 63, 129 (1936).
CHOUN, CHIN KUK: Beitr. Klin. Tuberk. 83, 190 (1933). Ref. Zbl. ges. Tuberk.-Forsch. 40, 53 (1934).
CHUTE: J. Urol. (Baltimore) 5, 431 (1921).
CHWALLA: Wien. klin. Wschr. 2, 882 (1934).
CIBERT: La tuberculose rénale sous l'angle de la thérapeutique. Paris 1946.
CLAIRMONT u. SCHAFFHAUSER: Zbl. Chir. 19, 1115 (1938).
CONHEIM: Vorl. allgemeine Pathologie, Bd. 2. Pathologie des Harnapparates, S. 275 (Blutbeschaffenheit S. 302). Berlin 1882.
COULAUD: J. Urol. méd. chir. 39, 572 (1935).
CRISAN et MIHALCA: C. R. Soc. Biol. (Paris) 1936, 210.
CRUGNOLA e SOSTEGNI: Arch. ital. Chir. 41, 205 (1935).
— — Clin. Urol. Univ. Milano. Pathologica 27, 649 (1935). Ref. Zbl. Tuberk. 44, 281 (1936).
— — Atti Soc. ital. Urol. 1936, 500. Ref. Zbl. Tuberk. 45, 438 (1937).
— — Z. Urol. 36, 389 (1942).
DEHOFF: Virchows Arch. path. Anat. 228, 134 (1920).
DEINSE, VAN: Ann. Inst. Pasteur 59, 182 (1937). Ref. Zbl. Tuberk. 48, 53 (1938).
—, u. DOMANSKI: Polska Gaz. lek. 1936, 847. Ref. Zbl. Tuberk. 46, 26 (1937).
—, et SOLOMIDES: C. R. Soc. Biol. (Paris) 132, 389 (1939).
— — Rev. Tuberc. (Paris), V. s. 5, 1145 (1940).
DEIST: Beitr. Klin. Tuberk. 72, 396 (1929).
— Z. Tuberk. 64, 256 (1932); 67, 100 (1933).
— Tuberkulose (München) 3, 13, 33 (1933).
— Z. urol. Chir. 37, 353 (1933).
— Tuberkulose (München) 9, 141 (1933).
— Klin. Wschr. 1, 26 (1933).
DELLINGER, BARNEY and YOUNG: Boston med. surg. J. 164, 917 (1911).
DEUTIKE: Wien. klin. Wschr. 1953, 592.
DICK: Zbl. Chir. 78, 1247 (1953).
DIEHL: Beitr. Klin. Tuberk. 62, 356 (1926); 65, 14 (1927).
DIMTZA u. KARTAL: Z. urol. Chir. 35, 416 (1932).
— u. SCHAFFHAUSER: Z. urol. Chir. 35, 440 (1932).
DOSSOT: Proces-verb. etc. 37, Congr. franc. Urol. 823 (1938). Ref. Zbl. Tuberk. 50, 743 (1939).
— J. Urol. méd. chir. 51, 147 (1943).
EIKEN: Ugeskr. Laeg. 1932, 963. Ref. Zbl. ges. Tuberk.-Forsch. 38, 716 (1933).
EKEHORN: Z. Urol. 9, 321 (1915).
ELIZALDE y VIVOLI: Rev. Asoc. méd. argent. 46, 1700 (1932).
EMMENEGGER: Helv. physiol. pharmacol. Acta 14, 319 (1956). Ref. Ber. allg. spez. Path. 36, 201 (1957/58).
EPSTEIN: Z. urol. Chir. 40, 276 (1935).
— Urologija 17, Nr 2, 24 (1940).
ETZLER: Schweiz. med. Wschr. 81, 913 (1951).
EUFINGER: Z. Urol. 45, 213 (1952).
FAIN: Z. urol. Chir. 24, 421 (1928).
FARKAS: Z. urol. Chir. 28, 532 (1929).
FAVENTO: Riv. Pat. Clin. Tuberc. 7, 819 (1933). Ref. Zbl. ges. Tuberk.-Forsch. 40, 49 (1934).
FEDOROW: Z. Urol. 17, 264 (1923).
FERRANNINI: Rif. med. 1933, 1765.
FEST: Münch. med. Wschr. 9, 391 (1952).
FEY: J. Urol. méd. chir. 49, 385 (1941).

FIORETTI: Ann. Ist. Forlanini 1, 80 (1937). Ref. Zbl. Tuberk. 48, 625 (1938).

FISCHER: Beitr. path. Anat. 47, 372 (1910).

FOULERTON and HILLIER: Brit. med. J. 1901, 774.

FOURNIER et BEAUFUMÉ: C. R. Soc. Biol. (Paris) 1902, 1258.

FRANGENHEIM-WEHNER: Kirschner-Nordmann, Die Chirurgie, Bd. 6, S. 421. Berlin und Wien: Urban & Schwarzenberg 1927.

FRIEDHOFF: Chirurg 22, 297 (1951).

FRIEDRICH: Chirurg 20, 1, 24 (1949).

FUST u. STUDER: Schweiz. Z. allg. Path. 15, 427 (1952).

GAIGINSKY et PETUSCO: C. R. Soc. Biol. (Paris) 119, 44 (1935). Ref. Zbl. ges. Tuberk.-Forsch. 43, 179 (1936).

GERBER: Diss. 1955.

GIRONCOLI, DE, e BORTOLOZZI: Urologia 4, 24 (1937). Ref. Zbl. ges. Tuberk.-Forsch. 47, 259 (1938).

GLOOR: Schweiz. med. Wschr. 82, 1177 (1952); 84, 326 (1954).

— Schweiz. Z. Tuberk. 9, 419 (1952).

GRAEBKE: Mschr. Geburtsh. Gynäk. 55, 25 (1921).

GREENBERGER, WERSHUB and AUERBACH: J. Amer. Med. Ass. 104, 726 (1935). Ref. Zbl. ges. Tuberk.-Forsch. 42, 772 (1935).

GREENBERGER, A. J., and M. E. GREENBERGER: J. Urol. (Baltimore) 67, 222 (1952). Ref. Zbl. ges. Tuberk.-Forsch. 62, 174 (1953).

GÜTGEMANN: Bruns' Beitr. klin. Chir. 182, 82 (1951).

GÜTTNER: Beitr. path. Anat. 109, 521 (1947).

HAGER: Tuberkulose (München) 3, 39 (1933).

HARRIS: Brit. J. Surg. 16, 464 (1928/29).

HEIM: Chirurg 11, 307 (1939).

HEIMBECK: Klin. Wschr. 26, 1206 (1929).

HELMHOLZ and BOWERS: Amer. J. Dis. Child. 31, 856 (1926).

— and FIELD: Amer. J. Dis. Child. 29, 506, 645 (1925); 31, 693 (1926).

— and MILLIKIN: Amer. J. Dis. Child. 29, 497 (1925).

HENLINE: Surg. Gynec. Obstet. 57 (1933).

HEUSCH: Med. Klin. 30, 996 (1937).

HEYN: Virchows Arch. path. Anat. 165, 42 (1901).

HIMAN: Surg. Gynec. Obstet. 66, 329 (1938). Ref. Zbl. ges. Tuberk.-Forsch. 48, 625 (1938).

HOESS: Münch. med. Wschr. 33, 1045 (1955).

HOLLE: Z. Tuberk. 105, 261 (1955).

HORTOLOMEI et BURGHELE: Rev. rom. Urol. 4, 12 (1937). Ref. Zbl. ges. Tuberk.-Forsch. 47, 378 (1938).

HÜDEPOHL: Z. Tuberk. 95, 12 (1950).

HUMBERT: Rev. méd. Suisse rom. 37 (1917).

ILLYES: J. Urol. méd. 42, 309 (1936). Ref. Zbl. ges. Tuberk.-Forsch. 46, 244 (1937).

— Orvosképzes 26, 274 (1936). Ref. Zbl. ges. Tuberk.-Forsch. 45, 288 (1937).

ISRAEL: La tuberculose renale in Traité de Médecine, Bd. XIV, S. 632. 1949.

IWAMAE: Kekkaku 18, Nr 19, dtsch. Zusammenfass. 42 (1940). [Japanisch.] Ref. Zbl. ges. Tuberk.-Forsch. 53, 667 (1941).

JACOBS: Brit. J. Tuberk. 45, 115 (1951).

JAMESON: Surg. Gynec. Obstet. 67, 56 (1938).

JARYGIN: Probl. Tuberk. 1, 5 (1952). [Russisch.] Ref. Zbl. ges. Tuberk.-Forsch. 61, 157 (1952).

JASIENSKI: Pol. Przegl. chir. 8, 561 (1929). Ref. Zbl. ges. Tuberk.-Forsch. 33, 531 (1930).

JORGE DE GOUVEA e GUILHERME LACORTE: Mem. Sust. Cruz. 49, 457 (1951). [Portugiesisch.]

JOSEPH: Z. Urol. 19, 196 (1925).

— u. KLEIBER: Münch. med. Wschr. 3, 61 (1921).

JOUSSET: Arch. Méd. exp. 16, 521 (1904).

KALLÓS u. KALLÓS-DEFFNER: Zbl. ges. Tuberk.-Forsch. 43, 433 (1936).

KAPSAMMER: Wien. klin. Wschr. 7, 200 (1904).

— Nierendiagnostik und Nierenchirurgie, Bd. 2, S. 27. Wien: Braunmüller 1907.

KELLER: Z. ärztl. Fortbild. 46, 295 (1952).

KIELLEUTHNER: Fol. urol. **7**, 191 (1912).
KIRKPATRIK: Brit. J. Urol. **6**, 1 (1934).
KJAER: Axelhol-Forl. 1937 (Kopenhagen). [Dänisch.]
KLASSEN: Z. urol. Chir. **43**, 194 (1937).
KLECKI, v.: Naunyn-Schmiedeberg's Arch. exp. Path. Pharmak. **39**, 173 (1897).
KOIKE: Mitt. allg. Path. (Sendai) **3**, 490 (1927). Ref. Zbl. ges. Tuberk.-Forsch. **28**, 124 (1928).
KOLLE u. KÜSTER: Dtsch. med. Wschr. **9**, 309 (1934).
KOMO u. ABE: Tohoku Ac. Z. **47**, 1 mit engl. Zusammenfass. [Japanisch.]
KOZLOWSKI u. MALDYK: Gruźlica **23**, 311 (1955). Ref. Ber. allg. spez. Path. **27**, 375 (1955).
KRAEMER: Urol. int. (Basel) **2**, 39 (1956).
KÜMMELL: Langenbecks Arch. klin. Chir. **74** (1905).
KÜSTER: 23. Dtsch. Chir.-Kongr. 1, 165 (1904).
— Dtsch. Z. Chir. **52**, 375 (1909).
KURASHIGE: Z. Tuberk. **17**, 347 (1911).
LANDOUZY et BERNARD: Presse méd. **16**, III (1901).
LEBEDEVA: Probl. Tuberk. **6**, 8 (1952). [Russisch.] Ref. Zbl. ges. Tuberk.-Forsch. **63**, 271 (1953).
LEHMACHER: Med. Mschr. **5**, 601 (1951).
LEON-KINDBERG: Etude sur le rein des tuberculouses. Thèse de Paris 1913.
LETT: Lancet **1936** II, 1313. Ref. Zbl. ges. Tuberk.-Forsch. **46**, 242 (1937).
LETTERER: Allgemeine Pathologie der Tuberkulose. In DEIST-KRAUSS, Die Tuberkulose, S. 40. Stuttgart: Ferdinand Enke 1951.
LIEBERMEISTER: Über die Verbreitung des Tuberkelbazillus in den Organen der Phthisiker. Ref. Münch. med. Wschr. **54**, 1. Hälfte (1907).
— Münch. med. Wschr. **26**, 1875 (1908).
LIEBERTHAL: Urol. cutan. Rev. **39**, 155 (1935). Ref. Zbl. ges. Tuberk.-Forsch. **43**, 273 (1936).
— J. Urol. (Baltimore) **37**, 666 (1937).
— and HUTH: Surg. Gynec. Obstet. **55**, 440 (1932). Ref. Zbl. ges. Tuberk.-Forsch. **38**, 297 (1933).
— — J. Urol. (Baltimore) **30**, 153 (1933).
— — Orv. Hetil. **1934**, 467. [Ungarisch.] Ref. Zbl. ges. Tuberk.-Forsch. **41**, 533 (1935).
— — Surg. Gynec. Obstet. **67**, 26 (1938).
LIECK: Tuberkulose (München) **13**, 73 (1933).
LINDÉN: Acta chir. scand. **153**, 213 (1950).
LJUNGREN: Svenska Läk.-Tidn. **53** (1940). [Schwedisch.] Ref. Zbl. ges. Tuberk.-Forsch. **52**, 459 (1940).
— Z. Urol. **44**, 95 (1951); **47**, 177 (1954).
— Presse méd. **91**, 2089 (1956).
LÖBLICH, NORDMANN u. KOCH: Verh. dtsch. Ges. Path. **39**, 118 (1956).
LOESCHCKE: Beitr. Klin. Tuberk. **81**, 171 (1932).
LÖTZ: Tuberkulose (München) **2**, 20 (1933).
LÜDKE u. STURM: Münch. med. Wschr. **19**, 993 (1911).
MAASSEN u. SCHÜRMANN: Z. Hyg. Infekt.-Kr. **134**, 656 (1952).
MACK: Glasg. med. J. **129**, 221 (1938). Ref. Zbl. ges. Tuberk.-Forsch. **49**, 447 (1939).
MALMROS u. HEDRAL: Tuberk.-Bibl. **68** (1938).
MARINO e MASINI: Arch. De Vecchi Anat. pat. **11**, 685 (1948). Ref. Ber. allg. spez. Path. **6**, 127 (1950).
MAROGNA: 28. Congr. ital. di chir., Ottobre 1921. Ref. Z. Chir. **4**, 143 (1923).
— Grazz. int. Med. Chir. **27**, Nr 15—19 (1922).
MARTI: Barcelona 1950. Ref. Schweiz. med. Wschr. **81**, 935 (1951).
MAZZARELLI: Arch. ital. Urol. **13**, 119 (1936). Ref. Zbl. ges. Tuberk.-Forsch. **45**, 633 (1937).
MEDLAR: Amer. J. Path. **2**, 401 (1926).
— Amer. J. Med. **9**, 611 (1950). Ref. Zbl. Tuberk.-Forsch. **58**, 165 (1951).
— and SASANO: Amer. Rev. Tuberc. **10**, 370 (1924/25).
— SPAIN and HOLLIDAY: J. Urol. (Baltimore) **61**, 6, 1078 (1949).
MENTON: Brit. med. J. **1932**, No **3751**, 965. Ref. Zbl. ges. Tuberk.-Forsch. **38**, 840 (1933).
— Brit. med. J. **1934**, No **3815**, 281. Ref. Zbl. ges. Tuberk.-Forsch. **40**, 543 (1934).
MEYER: Virchows Arch. path. Anat. **141**, 414 (1895).

MICHELS: Diss. 1939. Ref. Zbl. ges. Tuberk.-Forsch. **53**, 555 (1941).

MILLER: Amer. J. Surg., N. s. **39**, 67 (1938). Ref. Zbl. ges. Tuberk.-Forsch. **48**, 477 (1938).

MILLUL: Policlinico, Sez. prat. **2**, 1579 (1929). Ref. Zbl. ges. Tuberk.-Forsch. **32**, 655 (1930).

MILOVIDOV: Probl. Tuberk. **6**, 38 (1951). [Russisch.] Ref. Zbl. ges. Tuberk.-Forsch. **61**, 18 (1952).

MINDER: Z. Urol. **31**, 523 (1937).

MÖSCHL: Wien. klin. Wschr. **9** (1934).

MONDON: Bull. Soc. méd. Hôp. Paris **53**, 840 (1937). Ref. Zbl. ges. Tuberk.-Forsch. **47**, 558 (1938).

MONTGOMERY and ALLEN: Amer. Rev. Tuberc. **30**, 92 (1934). Ref. Zbl. ges. Tuberk.-Forsch. **41**, 572 (1935).

MOON: J. Indiana med. Ass. **14**, 38 (1921). Ref. Z. urol. Chir. **8**, 353 (1922).

MOONEN: Arch. chir. neer. **1**, 296 (1949). Ref. Ber. allg. spez. Path. **10**, 108 (1951/52).

— Ned. T. Geneesk. **1951**, 2187 [Holländisch.]

MORO: Wien. klin. Wschr. **1**, 710 (1934).

MORSE and BRAASCH: J. Urol. (Baltimore) **17**, 287, 344 (1927). Ref. Z. urol. Chir. **24**, 200 (1928).

MÜLLER: Der Tbk.-Ablauf im Körper, S. 70. Stuttgart: Georg Thieme 1952.

MUNRO: Edinb. med. J., N. s. **42**, 177 (1935); **48**, 115 (1941); **51** (1944).

NAEGELI: Dtsch. med. Wschr. **25/26**, 337 (1947).

— Tuberk.-Arzt **5**, 572 (1951).

NECKER: Wien. med. Wschr. **39/40**, 1708 (1921); **42**, 1804 (1921).

NOVAK: Ther. d. Tuberk. **2** (1923).

OBÉ: Z. Urol. **48**, 162 (1955).

OEHLECKER: Med. Welt **5**, 50 (1933).

OKITA: Acta path. jap. **7**, 147 (1957). Ref. Ber. allg. spez. Path. **37**, 202 (1958).

ORIKASA: Jap. J. Urol. **25**, 631 mit dtsch. Zus.fass. (1936). [Japanisch.] Ref. Zbl. ges. Tuberk.-Forsch. **45**, 633 (1937).

ORTH: Lehrbuch der speziellen pathologischen Anatomie. Berlin: Hirschwald 1893.

OTSUKA: Jap. J. Derm. **37**, 455 u. engl. Zus.fass. 89 (1935). [Japanisch.] Ref. Zbl. ges. Tuberk.-Forsch. **44**, 25 (1936).

OZEP: Arch. Path. (Moskau) **13**, 59 (1951).

PAPPENHEIMER: Klin. Wschr. **1955**, 362.

PASCAREL: Diss. Bordeaux 1951.

PEDERSEN: Urologic Rev. **21**, 481 (1917).

PELS-LEUSDEN: Langenbecks Arch. klin. Chir. **95**, 245 (1911).

PEREZ CASTRO: Consejo gen. Col. Méd. españ. **11**, 13 (1950). Ref. Ber. allg. spez. Path. **7**, 401 (1950/51).

PERLA: J. exp. Med. **45**, 1025 (1927).

PETKOVIĆ i. CVETKOVIĆ: Tuberkuloza **3**, 197 u. engl. Zus.fass. 323 (1951). [Kroatisch.]

PEZZA: Pediat. Rev. **43**, 789 (1935). Ref. Zbl. ges. Tuberk.-Forsch. **43**, 366 (1936).

RAKOVEC: Zdrav. Vestn. **12**, 206 (1940). [Slowenisch.] Ref. Zbl. ges. Tuberk.-Forsch. **53**, 555 (1941).

RAMEL: Z. Urol. **26**, 377 (1932).

RANDERATH u. BOHLE: Handbuch der allgemeinen Pathologie, Bd. V, T. 2, S. 151. 1959.

REHN: Medizinische **1953**, 337.

REMLINGER: C. R. Soc. biol. (Paris) **88**, 409 (1923). Ref. Zbl. ges. Tuberk.-Forsch. **20**, 460 (1923).

RENTON: Glasgow med. J. **109**, 95 (1928). Ref. Z. urol. Chir. **25**, 255 (1928).

RIEDER: Schweiz. med. Wschr. **61**, 74 (1931).

RIHMER: Z. urol. Chir. **22**, 939 (1928).

RINEHARDT: Arch. Path. (Chicago) **59**, 439 (1955). Ref. Ber. allg. spez. Path. **28**, 263 (1955).

RIST et LEON-KINDBERG: Rev. Tuberc. (Paris) **4** (1914).

RITTER u. STURM: Verh. Dtsch. Lungenheilanstaltsärzte, Juni 1912. Ref. bei WILDBOLZ, Chirurgische Nierentuberkulose, S. 84. 1913.

ROLLY: Münch. med. Wschr. **31**, 1513 (1907).

ROSENSTEIN: Berl. klin. Wschr. **43**, 23 (1906).

ROST: Pathologische Physiologie des Chirurgen, S. 379. 1921.

ROTHMUND: Tuberk.-Arzt 5, 265 (1951).
RUBINO: Riv. Tisiol. 13, 459 (1940). Ref. Zbl. ges. Tuberk.-Forsch. 53, 665 (1941).
RUDSTRÖM: Nord. Med. 55, 435 u. engl. Zus.fass. 436 (1956). [Schwedisch.] Ref. Zbl. ges. Tuberk.-Forsch. 72, 156 (1956).
SAENZ: Bull. Trimestriel 1935, 876.
SAKAGUCHI: Keiô J. Med. 4, 103 (1955). Ref. Ber. allg. spez. Path. 36, 203 (1957/58).
SALUS: Dtsch. med. Wschr. 51, 402 (1903).
SCHAFFHAUSER: Z. urol. Chir. 40, 426 (1935).
SCHLEUSSING: Ergebn. Tuberk.-Forsch. 9, 251 (1939).
SCHMIDT: Zbl. allg. Path. path. Anat. 18, 593 (1907); 30, 497 (1920).
SCHNEIDER: Dtsch. med. Wschr. 50, 1797 (1939).
SCHNEIDER, H.: Z. Urol. 31, 217 (1937).
SCHÖNBERG: Virchows Arch. path. Anat. 220, 285 (1915).
SCHÜPBACH: Z. urol. Chir. 1, 270 (1913).
SCHULZ: Med. Mschr. 5, 325 (1951). Ref. Zbl. ges. Tuberk.-Forsch. 49, 113 (1951/52).
SICKINGER: Dtsch. Z. Chir. 253, 752 (1940).
SIMONS, WERBOFF u. GRONSFELD: Z. Urol. 24, 801 (1930).
SINGER: Z. Urol., Sonderheft (1952).
SINZ: Z. Urol. 29, 167 (1935). Ref. Zbl. ges. Tuberk.-Forsch. 43, 120 (1936).
SÖDERLUND: Z. urol. Chir. 14, 184 (1923).
SOLOVEVA: Sovet. Med. 16, 18 (1952). [Russisch.]
SPANIO: Atti Soc. med.-chir. Padova 10, 415 (1932). Ref. Zbl. ges. Tuberk.-Forsch. 39, 404 (1933).
SPITZER, WILLIAM and DENVER: J. Amer. med. Ass. 88, 1870 (1927).
SPORER and GREENBERGER: Amer. Rev. Tuberc. 61, 508 (1950). Ref. Zbl. ges. Tuberk.-Forsch. 57, 177 (1950/51).
STAEMMLER: Lehrbuch der speziellen pathologischen Anatomie II, 2, S. 415 u. 707. Berlin 1957.
STÖCKLIN: Prakt. Tuberk.-Bl. 1, 7 (1928).
STOERK: Handbuch der speziellen Pathologie, Bd. VI/1, S. 487. 1925.
STUDER: Dtsch. Tuberk.-Bl. 11, 7 (1937).
STURM: Münch. med. Wschr. 14, 763 (1913).
SUZUKI: Zur Morphologie der Nierensekretion. Jena 1912.
TAYLOR: Amer. J. Roentgenol. 42, 700 (1939). Ref. Zbl. ges. Tuberk.-Forsch. 52, 458 (1940).
THOMAS and KINSELLA: Amer. J. Surg., N. s. 23, 111 (1934).
TITTINGER: Wien. med. Wschr. 37, 2399 (1911).
TONUTTI u. WALLSAFF: Beitr. path. Anat. 103, 78 (1939).
TSCHIRNTSCH: Münch. med. Wschr. 17, 684 (1936).
TSUGE: J. orient. Med. 26, 87 (1937). Ref. Zbl. ges. Tuberk.-Forsch. 47, 252 (1938).
— Z. Tuberk. 81, 39 (1939).
ÜBELHÖR: Z. Urol. 30, 705 (1936).
UEHLINGER: Schweiz. med. Wschr. 63, 1150 (1935).
VALTIS et VAN DEINSE: C. R. Soc. Biol. (Paris) 126, 495 (1937).
VILLEMIN: Leçons sur la tuberculose. 1868. Zit. bei BERGERON.
VUURST DE VRIES, VAN DER: J. Urol. (Paris) 46, 526 (1938). Ref. Zbl. ges. Tuberk.-Forsch. 50, 372 (1939).
WAGNER: Fol. urol. 5, 344 (1910).
WALKER: Lancet 1913, 435.
WEGELIN u. H. WILDBOLZ: Z. urol. Chir. 2, 201 (1914).
WELLS: Ann. roy. Coll. Surg. Engl. 8, 213 (1951). Ref. Zbl. ges. Tuberk.-Forsch. 59, 161 (1951/52).
WESSEL: Z. urol. Chir. 38, 23 (1933).
WILDBOLZ, E.: Dtsch. med. Wschr. 78, 593 (1953).
— Praxis 1954, 778.
— Ref. Gesundheitswesen 9, 930 (1954).
WILDBOLZ, H.: Z. Urol. 2, 39 (1908).
— Chirurgie der Nierentuberkulose. In: Neue deutsche Chirurgie, 1913, 6.
— Handbuch der Urologie, Bd. IV. 1927.

WILDBOLZ, H.: Schweiz. med. Wschr. 1937 II, 1125.
— Verh. dtsch. Ges. Chir. 342 (1939).
— Langenbecks Arch. klin. Chir. 196, Kongr.-Ber., 342 (1939).
— Lehrbuch der Urologie, 3. Aufl. Berlin-Göttingen-Heidelberg: Springer 1952.
WILDBOLZ u. WALTHARD: Z. urol. Chir. u. Gynäk. 45, 1 (1939).
WOODRUFF and BUMPUS: Tbc. J. Amer. med. Ass. 104, 716 (1935).
WYSSOKOWICZ: Z. Hyg. Infekt.-Kr. 1, 3 (1886); 59, 1 (1908).
YÄ-SCHU: Trans. Soc. path. jap. 27, 336 (1937).
YEGIAN: Amer. Rev. Tuberc. 42, 70 (1940).
— and KURUNG: Amer. Rev. Tuberc. 45, 442 (1942).
ZEMAN: Rozhl. Tuberk. 13, 5, mit engl. Zus.fass. (1953). [Tschechisch.]
ZISCHKA: Wien. klin. Wschr. 66, 138 (1954).
ZONDECK, B.: Die Tuberkulose der Nieren. Berlin: Springer 1920.
ZONDECK, M.: Z. Urol. 14, 288 (1920).
— Die chirurgische Erkrankung der Nieren und Harnleiter. Berlin: Springer 1924.

Sachverzeichnis